专家与您面对面

青光眼

主编/刘彦才　江　莉

中国医药科技出版社

图书在版编目（CIP）数据

青光眼 / 刘彦才，江莉主编 . -- 北京：中国医药科技出版社，2016.1

（专家与您面对面）

ISBN 978-7-5067-7916-6

Ⅰ. ①青…　Ⅱ. ①刘…②江…　Ⅲ. ①青光眼 – 防治　Ⅳ. ① R775

中国版本图书馆 CIP 数据核字 (2015) 第 266019 号

专家与您面对面——青光眼

美术编辑　陈君杞

版式设计　大隐设计

出版　中国医药科技出版社

地址　北京市海淀区文慧园北路甲 22 号

邮编　100082

电话　发行：010-62227427　邮购：010-62236938

网址　www.cmstp.com

规格　880×1230mm $^1/_{32}$

印张　4 $^1/_4$

字数　67 千字

版次　2016 年 1 月第 1 版

印次　2016 年 1 月第 1 次印刷

印刷　北京九天众诚印刷有限公司

经销　全国各地新华书店

书号　ISBN 978-7-5067-7916-6

定价　19.80 元

本社图书如存在印装质量问题请与本社联系调换

内容提要

　　青光眼怎么防？怎么治？本书从"未病先防，既病防变"的理念出发，分别从基础知识、发病信号、鉴别诊断、综合治疗、康复调养和预防保健六个方面进行介绍，告诉您关于青光眼您需要知道的有多少，您能做的有哪些。

　　阅读本书，让您在全面了解青光眼的基础上，能正确应对青光眼的"防"与"治"。本书适合青光眼患者及家属阅读参考，凡患者或家属可能存在的疑问，都能找到解答，带着问题找答案，犹如专家与您面对面。

专家与您面对面

丛书编委会（按姓氏笔画排序）

王　策　王建国　王海云　尤　蔚　牛　菲　牛胜德　牛换香

尹彩霞　申淑芳　史慧栋　付　涛　付丽珠　白秀萍　吕晓红

刘　凯　刘　颖　刘月梅　刘宇欣　刘红旗　刘彦才　刘艳清

刘德清　齐国海　江　莉　江荷叶　许兰芬　李书军　李贞福

张凤兰　张晓慧　周　莘　赵瑞清　段江曼　高福生　程　石

谢素萍　熊　露　魏保生

"健康是福"已经是人尽皆知的道理。有了健康，才有事业，才有未来，才有幸福；失去健康，就失去一切。那么什么是健康？健康包含三个方面的内容，身体好，没有疾病，即生理健康；心理平衡，始终保持良好的心理状态，即心理健康；个人和社会相协调，即社会适应能力强。健康不应以治病为本，因为治病花钱受罪，事倍功半，是下策。健康应以养生预防为本，省钱省力，事半功倍，乃是上策。

然而，污染的空气、恶化的水源、生活的压力等等，来自现实社会对健康的威胁却越来越令人担忧。没病之前，不知道如何保养，一旦患病，又不知道如何就医。基于这种现状，我们从"未病先防，既病防变"的理念出发，邀请众多医学专家编写了这套丛书。丛书本着一切为了健康的目标，遵循科学性、权威性、实用性、普及性的原则，简明扼要地介绍了100种疾病。旨在提高全民族的健康与身体素质，消除医学知识的不对等，把健康知识送到每一个家庭，帮助大家实现身心健康的理想。本套丛书的章节结构如下。

第一章 疾病扫盲——若想健康身体好，基础知识须知道；

第二章 发病信号——疾病总会露马脚，练就慧眼早明了；

第三章 诊断须知——确诊病症下对药，必要检查不可少；

第四章 治疗疾病——合理用药很重要，综合治疗效果好；

第五章 康复调养——三分治疗七分养，自我保健恢复早；

第六章 预防保健——运动饮食习惯好，远离疾病活到老。

按照以上结构，作者根据在临床工作中的实践体会，和就诊时患者经常提出的一些问题，对 100 种常见疾病做了系统的介绍，内容丰富，深入浅出，通俗易懂。通过阅读，能使读者在自己的努力下，进行自我保健，以增强体质，减少疾病；一旦患病，以利尽早发现，及时治疗，早日康复，将疾病带来的损害降至最低限度。一书在手，犹如请了一位与您面对面交谈的专家，可以随时为您答疑解惑。丛书不仅适合患者阅读，也适用于健康人群预防保健参考所需。限于水平与时间，不足之处在所难免，望广大读者批评、指正。

编者

2015 年 10 月

目录

第1章　疾病扫盲
——若想健康身体好，基础知识须知道

第2章　发病信号
——疾病总会露马脚，练就慧眼早明了

第3章　诊断须知
——确诊病症下对药，必要检查不可少

第4章 治疗疾病
——合理用药很重要，综合治疗效果好

第 1 章

疾病扫盲

若想健康身体好，基础知识须知道

什么是青光眼

　　青光眼是一组以特征性视神经萎缩和视野缺损为共同特征的疾病，病理性眼压增高是其主要危险因素之一。青光眼有三个特点或者"标签"，即：病理性眼压升高、特征性视神经萎缩、特征性视野缺损。其中眼压增高是原因，视萎缩和视野缺损是结果。

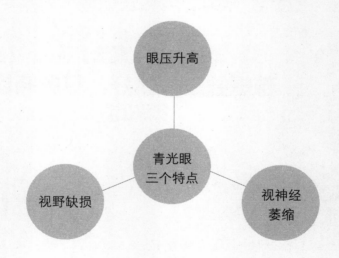

　　眼内压升高通常是由于眼的泵系统异常引起，排出管道堵塞或被覆盖，而睫状体不断的产生房水。积聚在眼内多余的房水压迫眼睛的最薄弱点眼后部的视神经，长时间过高的眼内压损害了部分视神经，表现为视力逐渐减退，以致失明。

青光眼通常是双眼发病，但是首先在一侧眼睛表现出来。

最常见的青光眼房水积聚非常缓慢，一般无任何不适或疼痛的症状，一些少见的青光眼类型的症状很严重。如视力模糊、头痛或眼疼、恶心或呕吐、灯光周围的彩虹光晕及突然失去视力。

青光眼是世界第二大致盲眼病

提及眼部疾患，青光眼的名字并不陌生，青光眼俗称"气蒙眼"，是因眼压增高引起视功能损害的一种眼病。

其发病率呈上升趋势，根据近年来的统计，全球患有青光眼的人数超过6700万，已上升为世界第二大致盲眼病，仅次于白内障。

据最新统计资料，在我国，青光眼的患病率平均在1.5%左右，也就是说，每100个人中就有1～2个人患有青光眼。

青光眼致盲者占全体盲人的21%。

青光眼的危害

青光眼是最常见的致盲性疾病之一，以眼压升高、视神经萎缩和视野缺损为特征。多数情况下，视神经损害的原因主要是高眼压，也有少数患者发生在正常眼压，称为正常眼压性青光眼。青光眼的临床特征虽然多样化，但最重要的危害是视功能损害，表现为视力下降和视野缺损。视力下降一般发生在急性高眼压时，视力下降初期是由于高眼压使角膜内皮不能将角膜内的水分正常排出，结果发生角膜上皮水肿；急性持续高眼压，可使视力降至光感，这是因为很高的眼压严重影响了视细胞的代谢。慢性高眼压及持续高眼压后期造成视神经萎缩，导致视野缺损。青光眼性视神经萎缩是多因素的，但最主要的原因是机械压迫和视盘缺血。很高的眼内压迫使巩膜筛板向后膨隆，通过筛板的视神经纤维受到挤压和牵拉，阻断了视神经纤维的轴浆流，高眼压可能引起视盘缺血，加重了视神经纤维的损伤，最终导致了视神经萎缩。由于视野缺损的产生具有隐匿性和渐进性，特别在原发性开角型青光眼，因早期临床表现不明显或没有特异性而不易发觉，一旦发现视力下降就诊时，往往已是病程晚期，视野缺损严重，且不可恢复。因此青光眼强调早期发现，及时治疗。

视觉是什么，主要包括哪些内容

人的感觉有许多种，如触觉、味觉、嗅觉等，可通过触摸物体的形状、品尝味道、嗅其气味来感觉物体。而视觉是一种极为复杂和重要的感觉，人所感受的外界信息 80% 以上来自视觉。视觉的形成需要有完整的视觉分析器，包括眼球和大脑皮层枕叶，以及两者之间的视路系统。由于光线的特性，人眼对光线的刺激可以产生相当复杂的反应，表现有多种功能。当人们看东西时，物体的影像经过瞳孔和晶状体，落在视网膜上，视网膜上的视神经细胞在受到光刺激后，将光信号转变成生物电信号，通过神经系统传至大脑，再根据人的经验、记忆、分析、判断、识别等极为复杂的过程而构成视觉，在大脑中形成物体的形状、颜色等概念。人的眼睛不仅可以区分物体的形状、明暗及颜色，而且在视觉分析器与运动分析器（眼肌活动等）的协调作用下，产生更多的视觉功能，同时各功能在时间上与空间上相互影响，互为补充，使视觉更精美、完善。因此视觉为多功能名称，我们常说的视力仅为其内容之一，广义的视功能应由视觉感觉、量子吸收、特定的空间 – 时间构图及心理神经一致性四个连续阶段组成。

光觉是如何形成的

当可见光线穿过角膜、晶状体、玻璃体在视网膜上被感光细胞所吸收，感光细胞即产生一系列复杂的化学变化，将其转换为神经兴奋，并通过视神经传至大脑，在大脑中产生光的感觉，从而形成光觉。因此光觉是指视网膜对光的感受能力，它是视觉的基础。为了产生视觉，进入眼睛的光线必须达到能引起视细胞兴奋的能量，并且要有足够的作用时间。

❸ 色觉是如何形成的

正常人的眼睛不仅能够感受光线的强弱，而且还能辨别不同的颜色。人辨别颜色的能力叫色觉，换句话说，是指视网膜对不同波长光的感受特性，即在一般自然光线下分解各种不同颜色的能力。这主要是黄斑区中的锥体感光细胞的功劳，它非常灵敏，只要可见光波长相差 3 ~ 5nm，人眼即可分辨。色的感觉有色调、亮度、色彩度（饱和度）三种性质，正常人色觉光谱的范围由 400nm 紫色到约 760nm 的红色，其间大约可以区别出 16 个色相。人眼视网膜锥体感光细胞内有三种不同的感光色素，它们分别对 570nm 的红光、445nm 的蓝光和 535nm 的绿光吸收率最高，红、绿、蓝三种光混合比例不同，就可形成不同的颜色，从而产生各种色觉。红、绿、蓝三种颜色称为三原色，彩色电视机就是根据这一理论研制成的。

什么是形觉，形觉包括哪些内容

形觉是视觉系统重要的感觉功能之一，是人的眼睛辨别物体形状的能力。形觉的产生首先取决于视网膜对光的感觉，其次是视网膜能识别出由两个或多个分开的不同空间的刺激，通过视中枢的综合和分析，形成完整的形觉。形觉包括视力，也就是我们通常所说的分辨力和视野等。在医学上，把人眼的分辨力大小称为视锐度或视力，视力可分为光觉视力、色觉视力、立体视力和形觉视力。一般所说的视力即指形觉视力，它是指识别物体形状的精确度，即区分细小物体的能力，也就是两个相邻点能被眼分辨的最小距离。视力一词习惯上指中心视力，而中心视力（也叫视敏度）是最基本的形觉内容，而且多指远视力。完整的视力概念除中心视力外，还应包括周边视力，即视野。医生们常用视力表来检查视力，用视野计来检查视野。

眼球是由哪些组织构成的

眼球壁由外向内可分为三层：纤维膜、色素膜、视网膜。纤维膜由纤维组织构成，较硬，坚韧而有弹性，对眼球有保护作用，并能维持眼球的形状，似鸡蛋壳一样，纤维膜又可分为角膜、巩膜、角巩膜缘。色素膜又叫葡萄膜，具有营养眼内组织及遮光的作用，自前向后又可分为虹膜、睫状体、脉络膜三部分，虹膜中间有一直径 2.5 ~ 4mm 的圆孔，这就是我们熟悉的瞳孔。不同人种的虹膜是有差别的，黄种人含色素较多，呈棕褐色，远看如黑色，而白种人色素少，呈浅灰色或淡蓝色。在虹膜的表层有凹凸不平的皱褶，据科学家研究，这些皱褶像指纹一样每个人都不相同，而且不会改变。根据虹膜的这一特点，制成了电子密码门锁，当开门者把眼睛凑近扫描孔，扫描装置就会将虹膜的图像扫描下来，并与预先设置好的图形进行对比，如果吻合，门锁自动打开。最里面是视网膜，它紧贴着脉络膜内面，为高度分化的神经组织薄膜，具有感光作用。

眼内容物包括房水、晶状体和玻璃体。这三部分加上外层中的角膜，就构成了眼的屈光系统。房水为无色透明的液体，充满前后房，约有 0.15 ~ 0.3ml，它具有营养和维持眼内压力的作用。晶状体位于虹膜后面，玻璃体前面，借助悬韧带与睫状体相联系，是一种富有弹性、透明的半固体，形状似双凸透镜，是眼球重要的屈光间质之一。玻璃体为无色透明胶状体，充满晶状体后面的空腔里，具有屈光、固定视网膜的作用。

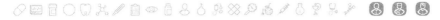

视路包括哪些部分

景物在视网膜上成像，视网膜上的神经细胞在受到光刺激后，产生神经冲动，通过神经系统传至大脑中的视觉中枢。这种视觉信息的传导路径称为视路，它从视网膜神经纤维层起，至大脑枕叶皮质纹状区的视觉中枢为止，包括视网膜、视神经、视交叉、视束、外侧膝状体、视放射和枕叶皮质视中枢。

视网膜是把光的视觉信息转换为神经冲动的地方，并由此经过双极细胞传至神经节细胞，由神经节细胞发出的神经纤维（即轴突）向视乳头汇聚。

视神经是中枢神经系统的一部分。它从视乳头起，至视交叉前止，全长 42 ～ 50mm。按其部位可分为眼内段、眶内段、管内段和颅内段四部分。眼内段是从视乳头开始，神经纤维穿过巩膜筛板为止的一段，这一段神经纤维处于眼球之内，长约 1mm 左右。眶内段从巩膜筛板之外起，至颅骨视神经管，长约 30mm，呈 "S" 形，以利于眼球的转动，因位于眼眶之内而得名。管内段则是神经纤维通过颅骨视神经管的部分，长 6 ～ 10mm。颅内段则是指视神经出视神经管后进入颅内至视交叉前膝的部分，长约 10mm。

视交叉呈长方形，是一个 12mm × 8mm × 4mm 的神经组织，位于蝶鞍上方。在这里来自视网膜鼻侧部的神经纤维经交叉后至对侧，即来自左眼的神经纤维转至右侧，而右侧的神经纤维转至左侧。来自颞侧的神经纤维则不交叉。经过视交叉后位置重新排列的一段视神经束称为视束，长 4 ~ 5cm，开始时视束呈圆形束，以后逐渐成为扁圆柱状。

外侧膝状体属于间脑的一部分。外观如马鞍状，视路的周围神经元在此终止，而中枢神经元则从此开始。每一个外侧膝状体大约有 100 万个膝神经细胞，与视神经和视束内的神经纤维数目大致相同。从外侧膝状体至枕叶皮质之间的一段，因神经纤维呈扇形散开，故称为视放射，是由外侧膝状体交换神经元后的新神经纤维组成。视皮质位于两侧大脑半球枕叶皮质后部内侧，每侧与双眼同侧一半的视网膜相关联，右侧的视皮质与右眼颞侧与左眼鼻侧视网膜相关，左侧的视皮质与左眼颞侧与右眼鼻侧视网膜相关。视神经纤维最终终止于此，视觉信息在此再现。

眼的附属器包括哪些组织

人的眼睛除了眼球壁和眼内容物外，还有一些附属器，它们是眼睑、结膜、泪器、眼外肌和眼眶。眼的附属器虽然与视觉没有直接的关系，但它们也是不可缺少的。

　　眼睑分为上下两部分，俗称为上下眼皮，其游离缘称为睑缘。上下睑缘间的裂隙称睑裂，其内外连结处分别称为内眦和外眦。正常平视时睑裂高度约 8mm，上睑遮盖角膜上部 1 ~ 2mm。内眦处有一小的肉样隆起，称泪阜，为变态的皮肤组织。眼睑可起到保护眼睛的作用。当遇到危险的时候，人们总是习惯地把眼睛闭上。眼睑边缘的睫毛也有重要的作用，它像房屋的屋檐一样伸出，起着挡灰、遮光、防水的作用，长长的睫毛总是讨人喜欢的，所以有的人要戴假的睫毛。有时候睫毛也不能尽心尽职，它会背叛你，它不向外长，而是倒过来向里长，就像有一把小刷子在刷眼球，这时就要找医生了。

　　结膜是一层极薄的黏膜，表面光滑，质地透明，覆盖于眼球的前面和眼睑的后面。覆盖于眼睑后面的为睑结膜，覆盖于眼球前面的为球结膜，二者连接部位称为穹隆部结膜，此部结膜组织疏松，多皱褶，便于眼球运动。结膜的分泌腺可分泌液体（泪液的组成部分），起湿润眼球表面的作用。

　　泪器分为泪腺和泪道两部分，泪腺就是分泌眼泪的，泪道则是眼泪水排泄的通道，泪道包括泪小点、泪小管、泪囊和鼻泪管。眼泪除了表达感情外，更重要的一个作用是湿润眼睛，此外还有杀菌、预防感染的作用。如果缺少眼泪水的话，眼睛就会干涩不舒，严重的还会导致角膜溃疡。

每个眼睛有六条眼外肌，分别为上下直肌、内外直肌、上下斜肌，它们能协调地运动，使眼球上下左右地转动。正常情况下，两只眼睛的眼外肌能非常准确地同步运动，两只眼球能步调一致地转动，只要有一条眼外肌出了问题，两只眼球在看东西时就不听指挥了，眼球运动受限，眼珠偏斜。

眼眶为方锥形的骨窝，其开口向前，尖朝后。眶外侧壁稍偏后，眼球暴露较多，有利于外侧视野开阔，但也增加了外伤的机会。眼眶外壁较厚，其他三面骨质较薄，且与额窦、筛窦、上颌窦毗邻，当这些副鼻窦病变时，可累及眶内。在眼眶底部有一小孔，视神经就通过它进入大脑。

🔅 瞳孔在眼球中起什么作用

眼睛中的虹膜呈圆盘状，中间有一个小圆孔，这就是我们所说的瞳孔，也叫"瞳仁"。瞳孔直径一般为 2.5 ~ 4mm，用药物缩瞳或扩瞳时，最小可到 0.5mm，最大可到 8mm，小于 2mm 者叫瞳孔缩小，大于 5mm 者叫瞳孔开大。它就像照相机里的光圈一样，可以随光线的强弱而变大或缩小。我们在照相的时候都知道，光线强烈的时候，

把光圈开小一点，光线暗时则把光圈开大一点，始终让足够的光线
通过光圈进入相机，并使底片曝光，但又不让过强的光线损坏底片。
瞳孔也具有这样的功能，只不过它对光线强弱的适应是自动完成的。
在虹膜中有两种细小的肌肉，一种叫瞳孔括约肌，它围绕在瞳孔的
周围，宽不足 1mm，它主管瞳孔的缩小，受动眼神经中的副交感神
经支配；另一种叫瞳孔开大肌，它在虹膜中呈放射状排列，主管瞳
孔的开大，受交感神经支配。这两条肌肉相互协调，彼此制约，一
张一缩，以适应各种不同的环境。通过瞳孔的调节，始终保持适量
的光线进入眼睛，使落在视网膜上的物体形像既清晰，而又不会有
过量的光线灼伤视网膜。瞳孔的大小除了随光线的强弱变化外，还
与年龄大小、屈光、生理状态等因素有关。一般来说，老年人瞳孔
较小，而幼儿及成年人的瞳孔较大，尤其在青春期时瞳孔最大。近
视眼患者的瞳孔大于远视眼患者。情绪紧张、激动时瞳孔会开大，
深呼吸、脑力劳动、睡眠时瞳孔就缩小。此外当有某些疾病，或使
用了某些药物时，瞳孔也会开大或缩小，如颅内血肿、颅脑外伤、
大脑炎、煤气中毒、青光眼等，或使用了阿托品、新福林、肾上腺
素等药物时，都可使瞳孔开大；脑桥出血、肿瘤、有机磷中毒、虹
膜睫状体炎等，或使用了匹罗卡品、吗啡等药物时，都可使瞳孔缩小。
瞳孔除了有调光作用外，它也是房水的通路，一旦闭锁，就会使眼

内房水的排出发生障碍，从而造成眼压升高，形成继发性青光眼。因此瞳孔的开大或缩小在临床上具有重要的意义。

什么是眼压，眼压是怎样产生的

眼压就是眼球内部的压力，简称为眼压。它是眼内容物对眼球壁施加的均衡压力。正常人的眼压稳定在一定范围内，以维持眼球的正常形态，同时保证了屈光间质发挥最大的光学性能。正常眼压的范围为 1.47 ~ 2.79kPa（11 ~ 21mmHg）。眼内容物有房水、晶状体、玻璃体，但对眼压影响最大的是房水。房水的总量为 0.13 ~ 0.3ml，其主要成分是水，此外还有蛋白质、电解质、抗坏血酸、乳酸、葡萄糖、脂类、酶类等，pH 为 7.3 ~ 7.5。房水是由睫状体中睫状突产生的，然后进入后房，并经瞳孔流入前房，再经前房角排出。在一般情况下，房水的产生和排出保持着一种动态平衡，即在一定时间内，产生的房水和排出的房水的量是相等的。如果房水的排出通道受阻碍，或因某种原因使房水产生的量增加，都可导致房水的蓄积，使眼压升高。若房水产生的量过少，房水的蓄积达不到一定量，眼压就会过低。

🄰 房角是什么，有何重要的功能

在角膜与虹膜之间的夹角叫房角，也就是我们通常所说的前房角，它由前后壁和两壁所夹的隐窝组成。前壁的最前面为Schwalbe线，为角膜后弹力层终止处，呈白色，有光泽，略微突起。在它的后面是小梁网，是房水排出的通路。前壁的终点是呈白色的巩膜突。后壁为虹膜根部。隐窝是睫状体前端，呈灰黑色，又称睫状体带。前房角为角巩膜所掩盖，由于角膜与空气的折射率不同，因而光线在此产生全反射，故房角无法通过角膜看到。只有用前房角镜，通过光线的折射或反射才能看到。前房角镜有直接房角镜和间接房角镜，不同类型的前房角镜都是为了更好地观察前房角，可见前房角检查在眼科诊断上具有重要的意义。确实，前房角有非常重要的功能，它是房水流出的通路，若房角闭塞，就会使房水流出受阻，眼内压力因房水的积聚而升高，最终导致青光眼的发生。判断前房角的宽窄与开闭对青光眼的诊断、分类、治疗和预防具有重要的意义，因此在青光眼的防治中要用前房角镜检查前房角。若虹膜睫状体有肿瘤时，观察前房角，可以了解虹膜睫状体部位肿瘤的范围及向四周浸润生长的情况。若眼部不小心挫伤时，也要观察前房角，看看房角有无损害及损害的程度。

青光眼能否被治愈

一般来说，青光眼不能治愈，但能被控制。

一旦确诊，就需要经常的、终生的护理不停地观察和治疗，以控制眼内压，从而保护视神经，防止视力损害，眼药水、口服药物、激光手术和显微手术在长期控制眼压方面是相当成功的。

许多人认为药物或手术将高眼压控制在安全范围内，青光眼就算治愈了。

事实上，青光眼仅仅是得到了控制，它还未得到治愈。

即使在药物或手术治疗已成功地控制了眼压后，请眼科医生进行常规检查都属必要。

糖尿病患者好发青光眼

从儿童到老人，所有年龄均可发生青光眼。但超过 35 岁的人、高度近视、糖尿病患者更易患青光眼。眼科学家建议青光眼检查应作为儿童、少年及成人的眼科检查的常规项目，大多数人在 35 岁左右应该进行青光眼的特定的全面检查，建议 40 岁时进行另一次检查，40 岁以后每隔 2 ～ 3 年检查一次。

🧑 青光眼一旦致盲将不可逆转

正常眼内有一定的压力，主要依靠眼内分泌的一种液体（房水）来维持平衡。如果房水排出通道发生堵塞，而房水仍不断地产生，眼内压力就会升高，当眼压超过视神经承受能力时，视神经就会受损，导致视野缺失，这就是青光眼。

每个人视神经对眼压的耐受力不同，有些眼压高出正常值却不发生视神经及视野的损害，而还有一些人眼压不高却出现青光眼。因此，高眼压并不意味就会出现青光眼，它只是影响视神经的因素。

青光眼有两种主要类型：开角型青光眼和闭角型青光眼。

开角型青光眼是最常见的一种，它进展非常缓慢，早期症状和损伤不易被察觉，患者经常感觉良好。如未得到及时诊断和治疗，将导致视野的小片区域逐渐丧失，直到丧失范围进一步扩大。因此，开角型青光眼号称"视力小偷"。

值得庆幸的是，开角型青光眼进展缓慢，有时许多年也无明显损害，对降眼压药物反应良好。

闭角型青光眼与开角型完全不同，通常是眼压迅速升高，伴有严重头疼、眼疼、恶心、呕吐、虹视及视力模糊，又称急性青光眼。这时需要紧急医疗处理，因为急性高眼压可导致严重而迅速地损害视功能，造成不可逆的失明。

急性青光眼的治疗除了迅速降低眼压外，防止再发甚为关键。许多人认为通过药物或手术将高眼压控制在安全范围内，青光眼就算治愈了。事实上，这仅仅是控制青光眼，它还未得到治愈，因为正常眼压并非就是安全眼压，如不定期检查眼底和视野，还可能给患者造成无法挽回的损失。

大部分青光眼的发病原因尚不清楚，其治疗手段以控制眼压为主。由于病因未除，病情仍会缓慢地不断发展，如果患者未及时随诊，可能会因为病情加重，眼压再次失控而使视功能遭受不可逆的损害。

因此，青光眼药物和手术治疗后必须定期复查，以便于及时发现问题，及时处理，保护好现有的视功能。

很多人得知自己患上青光眼后，一般有几种反应：一是认为自己无任何症状，不以为然；二是疼痛时服药使眼压下降、疼痛解除后便自行停药；三是听说不能根治，惶恐不安，不能正常工作和学习。

这些态度都是不正确的，正确的做法是配合医师的治疗，坚持用药，定期复查，必要时及时手术治疗，使病情得到控制。

青光眼多是一种终生性疾病，要求做好长期与疾病斗争的思想准备。有规律地用药，注意眼睛的异常变化，调整情绪，这些就是实用的、合理的自我保健方法。只要被早期发现，合理治疗，绝大多数患者可以终生保持有用视力。

近九成青光眼早期未获诊断

因为青光眼没症状，患者能主动去医院看病的很少。青光眼发病率随着年龄的增长越来越高，一般人群的发病率为0.68%，但65岁以后发病率可达4%至7%。青光眼具有隐匿性，发展中国家有超过90%的青光眼患者对自己的疾病一无所知。

据统计，我国目前至少有500万名青光眼患者，其中79万人双目失明。由于知识普及程度不足，我国近九成青光眼患者没有能够在早期得到诊断。粗略统计，约有10%的患者由于未能得到及时诊治而致盲。

青光眼有两类，一类是急性发作的患者，大概占到20%左右，发病时有角膜发乌、水肿，泛着青光的感觉，所以青光眼在古代被称之"绿内障"；另一类青光眼患者约占八成，从外观上看他的眼睛和正常人没有区别，但眼内压力逐渐升高，视神经一点点受到伤害，最终患者有可能失明。

急脾气的人最易患急性青光眼。情绪失控容易影响自主神经调节，导致眼睛前房角关闭房水排出受抑制，导致眼压急剧升高。急性青光眼如果控制不好，可能两天就全失明。青光眼对人体最大的危害就是致盲，急性青光眼最快能在发病数小时内令患者失明，但如果及时送医，治疗效果也很好。慢性青光眼一开始并不影响患者的视力，甚至到了晚期视力可能还是 1.5，青光眼患者主要是视野越来越小，等到最后发现视力不好的时候，眼睛的视物范围已经非常小了。如果眼球经常胀痛，看光源周围常有彩虹样光环或有雾等，需要及时前往医院检查。

"重女轻男"，女性易有"青光眼性格"

女性患青光眼的几率明显高于男性，女同志一般心思细腻，想法比较多，再加上比男性敏感，如果工作压力再大一点，易诱发青光眼。

临床上，经常能看到一些四五十岁的女性，因脾气急躁引发了头痛、呕吐，一查发现竟然是青光眼引起的。她们中，多数人都有不同程度的青光眼性格，即表现为忧虑、紧张、不安、多疑、抑郁、强迫性格、不乐观等。青光眼的发生除与解剖结构有关之外，还与情绪有密切关联。临床发现，但凡多愁善感、脾气暴躁、多疑偏执的女性往往更容易患病，具体原因未明，这种现象被称为"青光眼性格"。从健康角度出发，女性进入中老年以后，也应适当控制自己的情绪，学会平和、宽容处事，以免刺激机体引发各类病症。

五类高危人群需警惕青光眼

青光眼虽然可以发生在任何年龄，但研究资料表明，以下五类高危人群更易患有青光眼：

第一，600度以上的高度近视者。因为高度近视患者小梁网数目变少、小梁网孔径变小，使得房水流出阻力增加，容易引起眼压升高。

第二，家庭有青光眼病史者。有证据表明，开角型青光眼家系中容易有遗传因素存在。

第三，15～20岁的年轻人。这类患者大多存在用眼过度，或者有不良的用眼习惯，特别是这个年龄段的人滥用激素眼药水的现象较为普遍。

第四，糖尿患者群。糖尿病性青光眼多属新生血管性青光眼，常发生在糖尿病视网膜病变的中晚期，视网膜的缺血改变导致虹膜新生血管形成，继而引发新生血管性青光眼。

第五，50岁以上的人群。这类患者中原发性闭角型的女性患者占大多数，一般人在 50 岁以后身体机能的衰退越发明显，以眼睛为例，眼睛的晶体核会逐渐硬化、变大，眼睛的前房会变浅，这样增加了造成房水外引流通道阻塞的几率，一旦房水循环不顺畅，出现堵塞就可能导致眼压升高。

脾气火爆易致眼压升高

脾气火爆的 A 型性格人群患上青光眼的可能性较大，有家族病史的人也应注意。

近日，市中心医院眼科来了一位双眼通红的患者。"一看就知道很可能是急性青光眼，经过测眼压，发现她比正常人的眼压要高很多，可以肯定是青光眼。"市中心医院眼科主任说。据了解，患者刘女士今年 53 岁，平常就是一个暴脾气，来医院检查前一晚跟丈夫大吵了一架，当晚就感觉头疼、眼痛，第二天到医院一查，果然是青光眼。

"刘女士这种是属于典型的脾气急躁，对事情追求完美的人，这种性格属于 A 型性格，很容易患上青光眼。"医师说，急脾气的 A 型性格是最容易患急性青光眼的，这种性格的人情绪变化后，很容易影响自主神经调节，导致房角关闭房水排出受抑制而使眼压升高，

"再就是疲劳，劳累也是导致急性青光眼的一个重要原因，还有天冷、天热也有影响，过年期间我们科室病房住的病号几乎都是这种类型。"

青光眼的病因

青光眼按其病因可分为原发性青光眼和继发性青光眼两大类。原发性青光眼患者一般存在解剖因素，如眼球小、眼轴短、远视、前房浅等。若情绪波动、在光线较暗的地方停留过久、长时间低头阅读等，就可能诱发青光眼。严重者可导致急性大发作，如果治疗不及时，可导致永久性失明。

继发生青光眼多由于外伤、炎症、出血、肿瘤等，破坏了房角的结构，使房水排出受阻而导致眼压升高。

总之，青光眼是由于眼内生成的水不能正常排出而引起的。

如果有下列情况出现，尤其是45岁以上的中老年人，千万不要掉以轻心，应尽早找医生检查，以便确定是否罹患青光眼，以下为急性青光眼的症状：

（1）有恶心、呕吐等现象。

（2）注视灯光时，周围出现彩虹圈。

（3）有压迫感，持续性头痛。

（4）视力模糊，焦点无法集中。

（5）眼睛剧痛，眼睛发红，角膜红肿。

青光眼的危险因素

青光眼的发病与患者眼的局部结构、年龄、性别、遗传、屈光等因素有着密切关系，具备这些因素的人也就是青光眼的高危人群，可随时受外界不良因素刺激导致急性发病。

（1）解剖因素：前房浅、眼轴短、晶体厚、角膜直径短，导致前房角狭窄，房水排出障碍，眼压升高，青光眼形成。

（2）年龄、性别：开角型青光眼多发于30岁左右，无明显性别差异。

闭角型青光眼患者中45岁以上患者占青光眼患者总人数的68.2% ~ 76.8%，女性多于男性。

（3）遗传因素：青光眼属多基因遗传性病变，有家族史者，发病率高于无家族史的6倍，占整个发患者数的13% ~ 47%，患者亲属发病率为3.5% ~ 16%。

（4）屈光因素：屈光不正患者（近视、远视、老花）发病率较高、近视有1/3伴有或发展为开角型青光眼，远视多伴闭角型青光眼。

（5）不良生活习惯：吸烟嗜酒、起居无常、饮食不规律、喜怒无常、习惯性便秘、顽固性失眠。

（6）眼部及全身病变。

（7）用药不当。

（8）工作、生活环境。

青光眼怎样分类

理想的疾病分类既能反映病因和病机，又能指导临床诊断和治疗。但由于青光眼病因复杂，至今尚没有一个很完善的分类方法，目前常用的方法是根据前房角形态和发病年龄将青光眼分为开角型青光眼、闭角型青光眼、先天性青光眼。

根据导致眼压升高的病因，每一种青光眼又分为原发性和继发性。那些发病原因尚不明确的青光眼称原发性青光眼，可分为原发性开角型青光眼、可疑青光眼与高眼压症、正常眼压(低眼压)青光眼、原发性闭角型青光眼（伴瞳孔阻滞、无瞳孔阻滞）、原发性先天性青光眼、伴先天异常的发育性青光眼。

继发性青光眼的发病原因是清楚的，根据病因结合房水排出障碍的机制可分出多种类型，大致分为继发性开角青光眼、继发性闭角青光眼和继发先天性（发育型）青光眼。临床上常见继发性青光眼有以下几类：炎性疾病所致青光眼（如青光眼 – 睫状体炎综合征）、虹膜角膜内皮综合征、色素性青光眼、剥脱综合征、眼外伤所致青光眼（如房角后退性青光眼）、眼内出血所致的青光眼（如血影细胞性青光眼）、晶体异常所致的青光眼（如晶体溶解性青光眼）、新生血管性青光眼、恶性青光眼（或睫状环阻滞性青光眼）、皮质类固醇性青光眼（或激素性青光眼）。

临床上有时见到两种或两种以上青光眼共同出现，称为混合性青光眼。常见临床类型有开角型青光眼与闭角型青光眼混合、开角型青光眼与继发性青光眼混合、闭角型青光眼与开角型青光眼混合、闭角型青光眼继发性青光眼混合。

继发性青光眼

继发性青光眼是某些眼病或全身疾病，干扰或破坏了正常的房水循环，使房水出路受阻，而引起眼压增高的一组青光眼。

继发性青光眼的常见原因如下：

（1）继发于虹膜睫状体炎

①急性虹膜睫状体炎时房水一过性增多，系炎细胞、渗出物阻

塞房水通路或滤帘肿胀，回流受阻，合并周边广泛前粘连，瞳孔闭锁或膜闭所致。

②虹膜异色性睫状体炎，小梁硬化或小梁间隙阻塞。

③青光眼睫状体炎综合征。

（2）继发于晶体改变

①晶体脱位刺激睫状体、压迫房角。

②晶状体溶解性青光眼，见于过熟期白内障。

③老年性白内障膨胀期。

（3）外伤性青光眼

①眼挫伤后前房积血或房角后退，继发青光眼。

②穿孔伤后眼内容嵌顿、晶体皮质溢入前房或眼内异物存留，纪发青光眼。

（4）全身或眼内出血性疾患

①新生血管性青光眼，见于糖尿病性网膜病变、视网膜中央静脉阻塞、视网膜静脉周围炎或眼外伤后。

②溶血性青光眼，为玻璃体出血后红细胞破坏产物及含血红素的巨噬细胞阻塞小梁，引起急性眼压升高。

（5）继发于眼内肿瘤：眼内容积增加、压迫阻塞房角。

（6）医源性青光眼：继发于使用药物失宜，如此质类固醇、α-

糜蛋白酶、散瞳剂、强缩瞳剂（碘磷灵）。

皮质类固醇性青光眼

皮质类固醇性青光眼是由于眼局部或全身长期应用皮质类固醇后所引起的一种继发性开角青光眼。

其发病机理尚不清楚，可能与类固醇影响了黏多糖的代谢，使黏多糖积聚于前房角，阻碍房水外流有关。多见于青年人，其临床表现与原发性开角青光眼相似。但一经停用此药多能自愈。

皮质类固醇滴眼 2～8 周左右可以发生高眼压反应，停药后多可恢复正常，少数患者恢复迅速，但大多数恢复缓慢，需经数周或数月，约 20% 可出现青光眼性视野改变。

皮质类固醇所引起的高眼压反应与遗传有关。

有开角青光眼家族史，糖尿病，高度近视者发生皮质类固醇性青光眼的比例较高。

地塞米松、倍他米松、强的松龙在眼局部应用较易引起眼压升高，而可的松则较少发生。

全身用药对眼压影响较少，要防止其发生，最好就是不用皮质类固醇药物。但临床上有不少病又要使用皮质类固醇药物治疗，不仅眼科要用，其他科亦要用。

为预防本病的发生，首先要提高对本病的认识，注意不要滥用皮质类固醇，如必须要用特别是需较长时间（局部滴药一般为4周以上）使用易引起高眼压反应的皮质类固药物时，应密切观察眼压，用药前、后要定期检查眼压、眼底及视野等。

某些皮质类固醇制剂，如强的松龙等混悬液结膜下注射，由于浓度较高，吸收缓慢，有些患者仅注射一次就可发生本病，故也不能忽视。

用药物治疗降低眼压，对眼压难于控制，有进行性视野缺损的年青患者，可考虑手术治疗。

先天性青光眼

先天性青光眼根据发病年龄又可为婴幼儿性青光眼及青少年性青光眼。

30岁以下的青光眼均属此类范畴。

先天性青光眼形成的原因是胚胎发育过程中，眼前房角发育异常，致使房水排出受阻，引起眼压升高。

25%～80%的患者半年内显示出来，90%的患儿到一岁时可确诊。

10% 的患者在 1 ~ 6 岁时出现症状。

（1）婴幼儿性青光眼：一般将 0 ~ 3 岁青光眼患儿归为此类。

此型是先天性青光眼中最常见者。

母体内即患病，出生后立即或缓慢表现出症状。

一般是双眼性病变，但却不一定同时起病，也有 25% ~ 30% 患儿单眼发病。

临床表现为出生后眼球明显突出，颇似牛的眼睛故称"牛眼"，怕光、流泪、喜揉眼、眼睑痉挛，角膜混浊不清、易激动哭闹、饮食差或呕吐、汗多等到全身症状。

此型的预后关健在于及时正确诊断，因小儿眼球壁正处于发育阶段，查眼压，可能正常，而眼底检查不好配合，所以缺乏青光眼丰富临床经验的大夫易失误诊此类患者，一旦确诊，视神经早已经萎缩了。

（2）青少年性青光眼：发病年龄 3 ~ 30 岁之间。

此型临床表现与开角型青光眼相似，发病隐蔽，危害性极大。

近年来此型多发生于近视患者且有发病率不断上升的趋势。

90% 以上的患者并不表现为典型青光眼症状，而是以"近视、视疲劳、头痛、失眠"，甚至不知不觉失明而来就诊，详细检查才知道是青光眼。

有的患者查出来青光眼，但自己错误的认为，我现在又没有什么感觉，视力也可以，不可能像大夫说的那么严重，一旦真正失明了，那时后悔也来不及了，只能在黑暗中痛苦的渡过终生。

哪些人易患青光眼

原发性开角型青光眼的发病率，30 岁以上为 0.57%，发病率随年龄增加而升高，但也可在 20 ～ 30 岁，甚至 10 岁发病。原发性开角型青光眼是一种具有遗传性和家族性的疾病，确切的遗传方式尚不清楚，最可能是多基因多因素遗传。它在近亲家庭中的发病率较高，约 5% ～ 19%，而有家族史者发病率高达 50%。人群中有下列情况者易患开角型青光眼：①高眼压：这是第一危险因素，尽管早期没有青光眼性损害，随着高眼压持续时间延长，眼压基值不断升高，发生青光眼性损害的可能逐渐增大。②视乳头陷凹：这是第二危险因素，大而深的陷凹对压力的耐受力差。双侧陷凹不对称一般是后天造成的，且与高眼压有关，陷凹进行性扩大是最重要的危险因素，可发生在视野缺损前。这类人需定期检查视盘陷凹和视野，一旦出现视神经损伤即予治疗。③高度近视：高度近视患者中开角型青光眼发病率增高，同样开角型青光眼中近视发病率也高。近视眼对眼压升高易感，又因产生陷凹较浅，不易辨认，又因巩膜硬度低，用压陷眼压计测量眼压值常偏低。④糖尿病：糖尿病患者青光眼的发生率为 12.6%，明显高于正常人群。⑤全身血管病：特别是低血压患者，容易发生视盘供血不足，增加视神经损害的危险。

激素性青光眼是怎样产生的

激素性青光眼是指长期局部或全身使用皮质类固醇激素后，易感者逐渐发生房水流出减少和眼压升高，甚至引起视神经损害，这是一种继发性开角型青光眼。

激素性青光眼的发病机制尚不十分清楚，研究证明发病可能与下列因素有关：①激素稳定小梁纤维细胞的溶酶体膜。②抑制了解聚酶的释放，聚合的黏多糖在小梁积聚，增加了房水流出的阻力。③抑制了小梁内皮细胞清理碎屑的吞噬作用。④抑制了调节房水排泄的前列腺素的合成。⑤小梁组织异常的糖蛋白代谢，增加了对激素升压作用的敏感性。

🩺 车上看书易致视疲劳青光眼

在火车、汽车上随时随地看书的"途书族"增多。眼科专家提示，长期注视荧光屏，注视点频繁移动，画面闪烁，对眼睛的危害很大，应该注意眼部保健。

随着生活节奏加快，在途中"动态"阅读的人们越来越多。然而，这种阅读方式最容易造成视疲劳。因为"途书族"长时间近距离注视闪烁、单调、刺眼的物体，如手机、电纸书、报纸杂志等；或者长时间注视移动的视标，如在颠簸的路上看东西；此外光照不足或过强，光源分布不均匀或闪烁不定，都会造成眼睛超负荷工作，导致视疲劳。

视疲劳在眼科是一种常见的、症状表现多种多样的综合征，症状有眼干涩、异物感及眼球胀痛等，严重者还可出现头痛头昏、记忆力下降等症状，青少年还可能出现近视眼或原有近视程度加深。

另外，"途书族"还容易患青光眼。因条件所限，在公交车、地铁上读书的人大多采取低头的姿势，对于有青光眼家族史的人来说，长时间低头、近距离阅读，由于重力的原因，可能会引起青光眼急性发作，导致眼球胀痛、视力受损、视神经不可逆损伤。

提醒"途书族"，电子阅读器的背景颜色最好用浅色，比如米黄、豆沙绿；在字体选择上尽量偏大一些，可以使眼睛稍远离屏幕；最关键的是每隔半个小时，要让眼睛放松几分钟，避免眼疲劳。患有近视的青少年，最好不要成为"途书族"，长期下去易使近视越来越深。如果已经表现出某种病症，应到正规医院眼科接受检查、诊断、治疗。

导致青光眼患者失明的原因

青光眼是最常见的致盲眼病之一，常见原因如下：

（1）开角型青光眼及一部分慢性闭角型青光眼，因为没有任何症状，患者不知道自己眼睛有病，一旦发现已是晚期或已失明。

（2）患者不听医生劝告，不信任医生，不愿做任何检查，将最好的治疗时机错过。

（3）对青光眼的危害性认识不足，对自己的疾病满不在乎。

有些人只是拼命工作，从不看病，直到感觉视野缩小，才到医院诊治。这时往往已是极晚期，一只眼白白丢掉。

（4）不能按时用药，有症状时就点药，没有症状时就不点药，从不测量眼压，也不知自己点药后眼压控制的怎样。不合理的用药耽误了治疗。

（5）对医生劝告听不进去。

恐惧手术，对手术前的医生交待手术预后问题，不能正确对待，总怕手术后会视力下降甚至失明，对手术一拖再拖，直到晚期失去最佳治疗时机。

（6）有些手术后的患者，因症状消失，便以为青光眼已完全治愈，而忽略追踪观察、定期监测，有些患者在术后不知不觉中失明。

（7）有些患者手术后只注意观察眼压，而不检查视野是否有改变。

有一部分患者在血流动力学方面异常，如患有心血管疾病、低血压及全血浓度增高等。

由于这些因素有相互作用，使视神经长期处于慢性供血不足状态，从而造成视野进行性缩小，以致失明。

鉴于以上一些情况，建议青光眼患者，必须听从医生劝告，积极争取早期有效的治疗，争取将视功能的损害减少到最低程度。

预防眼部及全身病变诱发青光眼

青光眼本身就是脏腑功能失调后引起全身病理变化过程中的一种眼部表现。因此它不仅可由多种病变继发形成，且可加剧其他病变的演变、发展。

其中局部以外伤、屈光不正（近视、远视、散光）、晶体改变（白内障、老花、晶体脱位、人工晶体）、玻璃体改变（玻璃体混浊、液化）、视网膜病变（视网膜脱离、夜盲、中浆、视网膜炎、视网膜动静脉阻塞、出血）、眼部炎症。

全身以心脑血管（高血压、动脉硬化）、消化系统（胃溃疡、胃炎）、内分泌系统（糖尿病、甲状腺疾病）、先天发育不良。

临床上因用药不当而引发青光眼的情况并非鲜见，常见药物有：散瞳验光药物（如阿托品等），麻醉药物（利多卡、普鲁卡因等），拟肾上腺素等药（肾上腺素、麻黄素等），扩血管药物，镇静安眠类（如地西泮），抗菌消炎类（磺胺）女性激素及避孕药。

近视眼易患青光眼

人眼球的形态和张力是靠眼内压系统维持的。

正常眼压为 11 ~ 21mmHg，大于 26mmHg 属于病理性眼压。

眼压高使视网膜、视神经受压，致视力、视野和眼底改变，称青光眼。

临床观察，近视眼与青光眼常常同时存在，这一发现引起了医生们的重视。

据统计：大约 30% 的近视眼合并眼压升高，青年人的青光眼患者中近视眼占 60%，青光眼是近视眼严重的并发症。

近视眼合并青光眼的临床特点：

（1）发病率高，特别是高度近视眼。

据报道，高度近视的青光眼发生率是正常人的 6 ～ 10 倍，甚至可以认为，高度近视眼本质上是一种慢性潜行性青光眼。

（2）常无明显症状，尤其是早期，极易被忽视，一旦发现已是晚期。

（3）体征不典型，两种病的症状容易混淆，把青光眼的变化误以为是近视眼的变化，以致漏诊，耽误治疗。

（4）高度近视与青光眼互相影响，眼压升高可以促使眼球变长，加速近视的发展。近视眼发展易受到青光眼损害，互为因果，形成恶性循环。

总之，近视眼并发青光眼，后者诊断易于被混淆与掩盖。所以，近视眼特别是高度近视眼患者，要注意警惕发生青光眼。

治疗近视眼是预防青光眼的一种方法。

第 2 章

发病信号

疾病总会露马脚，练就慧眼早明了

青光眼怎样早期发现

视力逐渐下降,验光配镜视力矫正不到1.0(对数视力表为5.0),这种情况比较多,尤其高度近视者,配戴适度的眼镜后仍常有头痛眼胀感。由于高度近视眼的巩膜变长,弹性明显下降,当出现高眼压时,自觉症状不明显或无症状,不能引起患者注意,医生也易漏诊,而视功能损害却日益加重(视功能损害包括:视力下降,视野缩小等)。

晚上看灯光时出现虹视,就是在灯光旁出现五彩缤纷的晕圈,好像雨后天空出现的彩虹。这是由于眼压升高,角膜水肿而造成角膜折光改变所致。

眼胀、头痛、视物模糊,尤其是在情绪激动或在暗处停留过久(如生气、看电影电视或在暗室工作后),上述症状可出现,经过休息后可缓解,这是闭角型青光眼的早期症状,又称作青光眼的小发作,多次反复出现后,有可能出现剧烈的眼痛、头痛、视力急剧下降,伴恶心、呕吐等症状,有时可误诊为急性胃肠炎及脑血管病等。

过早出现老花眼,如40岁以前出现老花眼(但要与远视眼较早出现的老花眼相鉴别),尤其是女性,老花镜度数变化很快,需频繁更换眼镜,这说明与眼调节减退有关,它与青光眼早期病变的程度成正比。

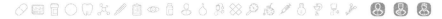

原发性青光眼的常见临床表现

青光眼的病因病机非常复杂，因此它的临床表现也是多种多样。

（1）急性闭角型青光眼：发病急骤，表现为患眼侧头部剧痛，眼球充血，视力骤降的典型症状。疼痛沿三叉神经分布区域的眼眶周围、鼻窦、耳根、牙齿等处放射；眼压迅速升高，眼球坚硬，常引起恶心、呕吐、出汗等；患者看到白炽灯周围出现彩色晕轮或像雨后彩虹即虹视现象。

（2）亚急性闭角型青光眼（包括亚临床期、前驱期和间歇期）：患者仅轻度不适，甚至无任何症状，可有视力下降，眼球充血轻，常在傍晚发病，经睡眠后缓解。如未及时诊治，以后发作间歇缩短，每次发作时间延长，向急性发作或慢性转化。

（3）慢性闭角型青光眼：自觉症状不明显，发作时轻度眼胀，头痛，阅读困难，常有虹视。发作时患者到亮处或睡眠后可缓解，一切症状消失。此型青光眼有反复小发作，早期发作间歇时间较长，症状持续时间短，多次发作后，发作间隔缩短，持续时间延长。如治疗不当，病情会逐渐进展，晚期视力下降，视野严重缺损。

（4）原发性开角型青光眼：发病隐蔽，进展较为缓慢，非常难察觉，故早期一般无任何症状，当病变发展到一定程度时，可出现轻度眼胀、视力疲劳和头痛，视力一般不受影响，而视野逐渐缩小。晚期视野缩小呈管状时，出现行动不便和夜盲。有些晚期病例可有视物模糊和虹视。因此原发性开角型青光眼的早期诊断非常重要，强调对可疑病例做相关检查。

先天性青光眼一般在幼儿或少儿时出现临床表现。如在 3 岁以前发病，可出现羞明、溢泪、眼睑痉挛和大角膜；3 岁以后发病，则可表现为少儿进行性近视。

恶性青光眼

恶性青光眼（malignant glaucoma）又称睫状环阻滞性闭角青光眼（ciliary block glaucoma）。

发病原因：

（1）内因：解剖及生理方面的因素。

①解剖结构上正常范围内的变异和遗传上的缺陷：如小眼球、小角膜、远视眼、浅前房、高褶红膜末卷，使其前房浅房角窄，导致房水排出障碍。

②生理性改变：瞳孔阻滞，前房浅房角窄，瞳孔中度散大是其重要条件。加上年龄的增长，晶体随年龄而增长，逐步紧贴瞳孔缘，

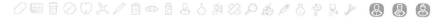

使虹膜与晶体之间形成瞳孔阻滞，致后房压力高于前房压力，加上角膜巩膜弹性减弱，对压力骤增无代偿能力，因而推周边虹膜向前，虹膜膨隆闭塞房角，致眼压增高。

（2）外因。

①情绪激素：中枢神经功能紊乱，大脑皮质兴奋抑制失调，间脑眼压调节中枢障碍。

血管运动神经紊乱使色素膜充血、水肿，交感神经兴奋使瞳孔散大，均可使虹膜根部拥向周连，阻塞房角。

②点散瞳冻结，暗室试验或看电影、电视时间过长使瞳孔散大，房角受阻而导致眼内压增高。

发病机理：手术时由于房水突然大量流出，高眼压骤然下降，使原来高眼压状态下引起水肿的玻璃体突然膨胀冲击晶状体，悬韧带断裂，有时术中损伤了悬韧带，加上悬韧带本身较脆易断，使晶状体前移，导致瞳孔阻滞，堵塞了房角或手术滤过道。

缩瞳剂诱发的原因是引起睫状肌收缩发睫状环阻滞，晶体悬韧带松弛，睫状体与晶体赤道部粘连，房水潴留的晶体后面，晶体及虹膜均向前移动，虹膜出现高度膨隆，前房普遍变浅房水排出受阻，此时只能向后方导流。

导致玻璃体脱离前移（房水聚职在玻璃体后），这样使晶体更向前推，前房更浅，房角重新关闭形成恶性循环，故呈睫状环阻滞性闭角青光眼。

恶性青光眼是一类诊断困难，眼压不易控制的顽固性青光眼。一般认为是抗青光眼术后的一种严重并发症，其特点是术后眼压升高，晶体虹膜隔向前移，使全部前房明显变浅，甚或消失。

典型病例常于术后数小时，数日以至数月发生。但个别病例并没有施行抗青光眼手术而系局部滴用缩瞳剂后引起眼压升高或者外伤、葡萄膜炎后发生本症。这些都是透明因素而致睫状肌收缩，睫状环阻滞。

本症只发生于闭角青光眼，特别是施行手术时，眼压虽低，但房角仍闭塞者，常双眼发病，即一眼发生恶性青光眼后，另一眼因缩瞳剂点眼，即有发生恶性青光眼的可能。

若一眼施行预防性虹膜周边切除，不仅不能防止恶性青光眼的发生，而且有诱发的可能。

🧑 青光眼的共同表现

（1）头痛：头痛往往是青光眼患者的首发症状。

但不同于一般性的头痛可用镇静、去痛药缓解。因为青光眼性的头痛是由于眼压升高压迫眼球组织而产生的，只有在眼压下降后才可减轻或消除。

青光眼头痛往往还伴有眼眶、鼻根胀痛，单眼的头痛还可表现为剧烈的偏头痛。

（2）恶心呕吐：胃肠道疾病引起的恶心呕吐也是很常见的，但还常伴有腹痛或大便次数改变等症状，用止呕、止痛药物后多可缓解，这是可以鉴别的。

而青光眼病发作时的恶心呕吐只有在眼压下降时才会减轻或消除。

有时呕吐后眼压反可下降，出现一时性好转，但眼压仍高，虹视、头痛也都还存在。

（3）虹视：是指患者发病时，看灯光会有一个彩虹样的光圈绕在灯光周围。外圈红色，内圈绿色或紫蓝色。这是由于眼压增高后，眼内液体循环障碍引起角膜水肿，产生折光改变所致。眼压恢复正常时，虹视就消失。但虹视并非青光眼的特有症状，晶状体混浊或结膜部有分泌物时也可发生，只是色调不如典型的虹彩那样鲜明。也不像青光眼的虹视具有发作性，同时也不伴有头痛等症状。

（4）视力障碍：青光眼病在急性发作时都有明显的视力下降。除了角膜水肿这一原因外，更主要的是眼压增高造成视神经受到损害所致。眼压越高视神经受压越厉害，视力下降也就越明显。有的早期患者并没有视力明显下降的表现，只有在夜间出现雾视和视物模糊，经过较好的休息，次日就消失了，就是青光眼发病的前驱症状，切不可忽视。

经常偏头痛可能是患了青光眼

人体的各个器官是相互联系的，但有的时候，也要辩证的看待，患者得了偏头痛，可能是青光眼，这是怎么一回事？

青光眼是一种主要致盲的眼病之一，发病急，危害大，在急性发作期 1 ~ 2 天内就会引起患者完全失明。一旦发病，就可以使眼内压在短时间内持续或者是间断性的升高，当眼内压超过眼球的耐受程度时，便会伤及眼球各部分的正常功能，引起患者的视力神经出现萎缩、视野渐渐变小、视力渐渐减退，进而引发失明。

青光眼多发于 40 岁以上的中年人，尤其是以 50 ~ 70 岁为高发阶段，女性患者多于男性。青光眼可双眼一并发症，也可以是单眼起病。青光眼的主要症状包括眼部不适、视线模糊、晨起后眼痛和周边视力的消失等。引发青光眼的因素不少，最主要的原因与精神过于紧张及营养匮乏有关。

在急性闭角型青光眼的先兆期，患者常出现患眼通畅的额部疼痛，基本都发生于傍晚时分，但一般发作时间都较短，休息以后，症状会自行消失或者缓解，不少患者误以为只是简单的偏头痛，而忽视了治疗，从而贻误了最佳的治疗时机。

也有一部分患者是因为眼部不适或者视力下降、视物模糊而到医院检查视力时才发现是患上了青光眼。患者一旦到了急性发作期，往往会出现剧烈的头痛、恶心、眼部疼痛、视物不清和呕吐等症状，但由于许多患者头痛的症状重于眼病，往往忽略了对眼部症状的描述，而只专注强调头痛的症状。一旦医生没有仔细追问，便误认为只是脑部血管或神经系统的疾患而误诊，非常可能因为误诊而引起患者在短时间内失明。

青光眼的诊治其实也不难，首先要注意的是假如患者出现头痛，应该怀疑到患青光眼的可能，尤其是有遗传史的；其次，假如患者头痛而且伴有眼部疾患的，更不可掉以轻心；第三要注意青光眼大多是双眼病，一只眼犯病，一定不能忽视另外一只眼的诊治。

第 3 章

诊断须知

确诊病症下对药，必要检查不可少

哪些情况需要及时就医

只有在青光眼早期，视神经损害很轻或不重的前提下，治疗才能获得较好的效果。所以，有以下情况者，应尽快到医院做青光眼排除检查，以便早期发现青光眼。

（1）身体普查中被怀疑有青光眼者：40岁后，每年必须定期查眼压、眼底。

（2）有青光眼家族史者：每一位家庭成员都应认真检查一次，必要时做长期的定期观察。

（3）一眼诊断为青光眼，另一眼应尽早检查。

（4）患有与青光眼有关的全身性疾病，如糖尿病、高血压、低血压、高脂血症等。

（5）患有与青光眼有关的其他眼病，如高度近视、高度远视以及眼底出血等。

（6）出现青光眼常见的症状：眼胀、头痛、虹视、视力下降等。

有以上高危因素的人并不一定有青光眼，但初次检查结果无青光眼迹象，并不保证以后不发生青光眼，故仍应根据眼科医生的建议定期随诊。

对于青光眼，在明确诊断前，宁可小心些，也不能大意，以免造成诊断和治疗的延误。

怎样进行视力检查

标准的视力检查包括远视力和近视力两方面。

（1）检查远视力：我国通常用国际标准视力表和我国缪天容创立的对数视力表。检查时，被检者坐在距视力表5m的地方，国际标准视力表1.0或对数视力表5.0与被检眼在同一水平，双眼分别检查，先右后左，从上而下。受检者迅速说出视标缺口方向，把说对的最小视标一行的字号记录下来。正常人的视力为1.0或5.0。当视力低于0.1时，可逐步走近视力表，按$0.1 \times d/5$算出（d为被检者看清该行时距视力表的距离）其视力。如在3m处以看清0.1时，则视力为0.06。当视力低于0.01时，即在0.5m处不能辨别0.1时，改为指数（FC）/距离。若5cm还不能辨认指数则改为手动（HM）/距离。如对手动亦无感觉，可在暗室内用烛光或手电筒照射眼睛记录光亮为光感（LP），或无光感。如有光感，要做光定位检查。

（2）检查近视力：我国通常用Jaeger氏近视力表和我国徐广第设计的E字标准近视力表。视力表应放在光线充足的地方，或用日光灯照明。正常人在正常光线下距离30cm能看清楚第10行为1.0。

如果因近视或远视而改变了视力表与眼睛的距离，则将改变的距离一并记录。

眼的一般检查包括哪些内容

眼的一般检查，包括眼附属器和眼前段检查。

眼附属器检查包括眼睑、结膜、泪器、眼球位置和眼眶的检查。

（1）眼睑检查：一般是在自然光线下用望诊和触诊检查。主要观察：①眼睑有无先天异常，如眼睑缺损、睑裂狭窄、上睑下垂等。②眼睑皮肤异常，如红、肿、热、痛、皮下气肿、肿块等。③眼睑的位置异常，如比较双侧睑裂的宽窄，有无睑内外翻。④睑缘及睫毛异常。

（2）泪器检查：包括泪腺、泪道两部分。检查泪腺区有无肿块，注意泪点位置有无内外翻及闭塞，泪囊区有无红肿、压痛和瘘管，挤压泪囊时有无分泌物自泪点溢出，并通过器械检查泪液的分泌量，泪道是否狭窄及阻塞。

（3）结膜检查：注意结膜的颜色，光滑透明度，有无充血水肿、乳头增生、滤泡、瘢痕、溃疡和新生肿块等。

（4）眼球及眼眶检查：检查时应注意眼球的大小、形状位置和眼球的运动，有无不随意的眼球震颤。

（5）眼球前段检查：包括角膜、巩膜前段、前房、虹膜、瞳孔、晶体的检查。

（6）角膜检查：注意角膜的大小透明度、表面光滑度、新生血管、弯曲度和知觉。

（7）巩膜检查：注意巩膜有无黄染、结节、充血和压痛。

（8）前房检查：注意前房深浅，房水有无混浊、积血、积脓、异物等。

（9）虹膜检查：注意虹膜颜色、纹理，有无新生血管、萎缩、结节、囊肿、粘连，有无虹膜根部离断、缺损、震颤和膨隆现象。

（10）瞳孔检查：注意瞳孔的大小、位置、形状，瞳孔区有无渗出物、机化膜及色素，瞳孔的直接对光反射、间接对光反射、近反射是否存在。

（11）晶体检查：注意晶体透明度、位置和晶体是否存在。

裂隙灯显微镜能发现哪些眼病

许多人有这样的经历，在眼科看病时，暗室中有一台仪器，既像望远镜，又像显微镜，这就是眼科医师常说的裂隙灯显微镜，是眼科检查必不可少的重要仪器。裂隙灯显微镜由照明系统和双目显微镜组成，它不仅能使表浅的病变观察得十分清楚，而且可以调节焦点和光源宽窄，作成"光学切面"，使深部组织的病变也能清楚地显现，那么裂隙灯显微镜能观察到哪些眼病呢？

当用弥散照明法时，利用集合光线，低倍放大，可以对角膜、虹膜、晶体作全面的观察。

当用直接焦点照明法时，可以观察角膜的弯曲度及厚度，有无异物及角膜后沉积物（KP），以及浸润、溃疡等病变的层次和形态；焦点向后推时，可观察到晶体的混浊部分及玻璃体前面1/3的病变情况；如用圆锥光线，可检查房水内浮游的微粒。

当用镜面反光照射法时，可以仔细观察角膜前后及晶体前后囊的细微变化，如泪膜上的脱落细胞、角膜内皮的花纹、晶体前后囊及成人核上的花纹。

当用后部反光照射法时，可发现角膜上皮或内皮水肿、角膜后沉着物、新生血管、轻微瘢痕，以及晶体空泡等。

当用角巩缘分光照明法时，可以发现角膜上极淡的混浊，如薄翳、水泡、穿孔、伤痕等。

当用间接照明法时，可观察瞳孔括约肌、虹膜内出血、虹膜血管、角膜血管翳等。同时裂隙灯显微镜还可以附加前置镜、接触镜及三面镜等，配合检查视网膜周边部、前房角及后部玻璃体，经双目观察更可产生立体视觉。

眼底荧光血管造影方法有什么临床意义

眼底有丰富的血管，由于某些原因会使眼底产生病变，从而造成视力的下降。为了观察眼底血管的状况，眼科医生经常采用眼底荧光血管造影的方法。将被检眼充分散瞳，从肘前静脉快速注入荧光素后，用装有特定滤光片组合的眼底照相机，专门拍摄眼底血管中荧光素循行时吸收激发光线后所发射出的荧光。眼底荧光素经过的地方能使胶片感光而显影，从而了解眼底微循环结构及各种生理病理变化，为多种眼底疾病的诊断、治疗、疗效观察和机制研究提供有价值的资料。

近期还有人研制出了一些新型造影方法，如靶染料释放系统眼底血管造影、脂质体空泡系统眼底血管造影、吖啶橙眼底血管造影等，但还未普遍用于临床。

视觉电生理检查的临床意义

由于眼睛受光或图形的刺激，会产生微小的电位、电流等电活动，这就是视觉电生理。正常人与眼病患者的电活动有所差别，因此可以通过视觉电生理的检查，来诊断某些眼病。视觉电生理检查包括眼电图（EOG）、视网膜电图（ERG）及视觉诱发电位（VEP）三大部分。

眼电图（EOG）主要反映视网膜色素上皮——光感受器复合体的功能。

视网膜电图（ERG）主要反映视网膜感光细胞到双极细胞及无长突细胞的功能。

视觉诱发电位（VEP）主要反映视网膜神经节细胞至视觉中枢的传导功能。

总之，视觉电生理检查是一种无创伤性的视觉功能的客观检查方法，它不仅适合于一般的患者，更适合于不能作心理物理检查的患者，如婴幼儿、智力低下者或伪盲者；另对屈光间质混浊，看不到眼底者，它可克服混浊的障碍，测定到视功能，如白内障、玻璃体混浊。视网膜脱离术前的视觉电生理检查可帮助预测术后视力恢复情况。此外，如将视觉电生理检查方法联合应用，可对整个视觉系统疾患进行分层定位诊断，从功能上对视觉系统进行断层扫描。因而，视觉电生理检查在眼科临床已越来越广泛地被使用。

👨 眼用A超的应用范围

A超是A型超声波的简称，它是根据声波的时间与振幅的关系，来探测声波的回波情况，其定位准确性较高。眼用A超是将探头置于眼前，声束向前传播，每遇一个界面发生一次反射，回声按返回时间以波峰形式排列在基线上，以波峰的高度表示回声强度，回声愈强，波峰愈高。A超形成一维图像，对病变解释较困难，但对组织鉴别力较高。A超轴向分辨力高，可用液晶数字显示前房深度、晶体厚度、玻璃体腔长度和轴长度，精确度达0.01mm，用于眼活体结构测量。A超型角膜厚度测量仪可用于测量角膜厚度，精确度达0.01mm，用于角膜屈光手术前测量角膜厚度。A超对球后视神经和眼肌不能测量。目前许多A超都输入了人工晶体计算公式，当测量眼轴和角膜曲率后，可自动转入人工晶体计算模式，得出所需的人工晶体的精确度数。

眼用 B 超的临床价值

B 超在医院的临床诊断中已经被广泛地应用，但你知道吗，B 超也可用于眼科的眼病诊断。B 超的回声以光点表示，每一回声在显示屏上形成一个光点，光点亮度表示回声强度，回声愈强，光点愈亮，把光点连接起来就成为一幅二维图像。当屈光间质不透明时，B 型超声探测是了解眼内情况的方法之一，可检查白瞳孔症、屈光间质不清、视网膜和脉络膜脱离、眼底隆起物、眼球萎缩、原因不明的视力减退和高眼压、可疑眼内寄生虫和后巩膜炎、术后浅前房、玻璃体混浊或积血；各种原因引起的眼球突出，如肿瘤、炎症、血管病及假性眼球突出；可疑眼球筋膜炎、原因不明的视力减退及眼球运动障碍；泪囊区、眼睑和眶缘肿物及眼肌及视神经的测量；眼球穿孔伤及后部破裂伤、异物定性和磁性试验、可疑眶内血肿或气肿；可疑炎症、肿瘤、囊肿、血管畸形、动静脉直接交通等。

介入性超声是指用超声引导针穿刺活检、眼球非磁性异物取出的手术导引及眼肿瘤手术的台上探查。

较先进的 B 超，具有玻璃体增强功能，可探测到细小的玻璃体混浊及后脱离，对玻璃体视网膜手术意义较大。目前三维立体眼科超声已研制成功，它可对数百幅二维 B 超进行三维重建，合成三维立体断层影像，并可多层面及轴向上进行旋转、剖切，可精确定位定量肿瘤、玻璃体及网膜等病变的范围和结构，为诊断及手术计划提供科学的、精确的、直观的三维立体影像，对病理学研究同样有重要意义。

三面镜的检查方法和临床意义

在裂隙灯检查眼底时三面镜起了很大作用，而且操作方便。借助于三面镜，很容易辨认视神经乳头、视网膜、脉络膜的高低差别，对囊肿、血管瘤、视网膜裂孔、脉络膜肿瘤等的鉴别以及对视网膜表面与玻璃体后界膜的关系、视网膜脉络膜间的浆液及视网膜剥离其下方的观察都有很大的帮助。

检查前应充分散瞳，先滴表面麻醉剂，三面镜接触角膜的凹面滴以甲基纤维素，然后放于结膜囊内，使凹面紧贴角膜，然后以较小角度（但不是零度）投射光线照射，分别用三面镜三个反光镜面观察眼底。三个镜面倾角分别为 75°、67° 和 59°，镜面 1 可看清眼底的中央部分，镜面 2 可以看清赤道部至眼底 30° 之间的部分，镜面 3 可以看清周边部分，镜面 4 可看清玻璃体与眼底周边部及前房角。

在使用三面镜检查前应充分散瞳，当瞳孔散大超过 8mm 时，锯齿缘及周围区域都能比较容易地观察到。

眼压的检查方法

眼压的检测方法主要有指测眼压法和眼压计测量法。指测法是令患者双眼自然向下看，检查者以两食指尖由睑板上缘之上方轻触眼球，其余各指置于患者的前额部作支持，两食指尖交替轻压，根据传达到指尖的波动感，估计眼球压力的高低。一般正常为 Tn，眼压高为 T+1、2、3，眼压低为 T−1、2、3。

眼压计测量法，分为压陷式和压平式两种。Schiotz 压陷式眼压计为临床常用，它是以一定重量的砝码压陷角膜中央部，以测量眼压。电眼压计是根据 Schiotz 标准眼压计规格制成的，它与自动电流计记录系统相连接，可作眼压描记。压平式眼压计是以一定的重量压平角膜，根据所压平的角膜面积测量眼压，或以可变的重量压平一定的角膜，根据所需的重量来测定眼压。眼内压与施加的外力成正比，与压平的角膜面积成反比。压平式眼压计有 Makakob，Goldman，Mackay−Marg 与非接触眼压计（NCT）。

眼压描记是测量活体眼的房水流畅系数（C 值）和房水生成率（F 值）的一种方法。当按摩眼球或在眼球上施加压力后，可使正常眼的房水排出加快，眼压下降，而青光眼测眼压很少下降或完全不下降。

　　检查青光眼还需作眼压日曲线，了解一天内的眼压波动状况。方法为 24 小时内，每 4 小时测眼压一次。大致时间为 5、7、10、14、18、22 时。

检眼镜的种类及应用方法

　　检眼镜可分为直接检眼镜和间接检眼镜两种。直接检眼镜可直接检查眼底，不必散大瞳孔，在暗室中进行检查，检查者眼睛必须靠近患者的眼睛，用右眼检查患者的右眼，右手拿检眼镜，坐在或站在患者的右侧，左眼则反之，医者的另一手牵开患者的眼睑，先将检眼镜置于患者眼前约 20cm，用＋10D 镜片检查患者的屈光间质是否透明，检查屈光间质后，可开始检查眼底各部分，转动透镜片的转盘可矫正医者和患者的屈光不正，若医者为正视眼或已配矫正眼镜，则看清眼底所用的屈光度表示被检眼的屈光情况。一般先令患眼向前直视，检查视乳头，再沿网膜血管检查颞上、颞下，鼻上、鼻下各象限，最后令患眼向颞侧注视，检查黄斑部。眼底病变的大小，以视乳头直径表示，以透镜的屈光度测量病变的凹凸程度，3D 相当于 1mm。有的检眼镜附有绿色滤光片，对视神经纤维及黄斑观察更佳。

　　间接检眼镜使用时须充分散大瞳孔，在暗室中检查，医者接通电源，调整好距离及反射镜的位置，开始先用较弱的光线观察，看清角膜、晶体及玻璃体的混浊，然后将光线直接射入被检眼的瞳孔，并让被检眼注视光源，一般用＋20D物镜置于被检眼前5cm处，物镜的凸面向检查者，检查者以左手持物镜，并固定于患者的眶缘，被检眼、物镜及检查者头固定不动，当看到视乳头及黄斑时再将物镜向检查者方向移动，在被检眼前5cm处可清晰见到视乳头及黄斑部的立体倒像。检查眼底其余部分时，应使被检者能转动眼球配合检查，检查者围绕被检者的头移动位置，手持的物镜及检查者的头也随之移动。所查的影像上下相反，左右也相反。为检查眼底周边部，如检查6点方位，检查者位于被检者的头顶处，令患眼向下看6点方位。检查眼底的远周边部，则必须结合巩膜压迫法，金属巩膜压迫器戴在检查者右手的中指或食指上，将压迫器的头置于被检眼相应的眼睑外面，必要时可表面麻醉后，自结膜囊内进行检查，操作时应使检查者的视线与间接检眼镜的照明光线、物镜的焦点、被检的眼位、压迫器的头部保持在一条直线上，检查时应注意随时嘱患者闭合眼睑以湿润角膜，当怀疑有眼内占位性病变时，切忌压迫检查。

　　为了便于保存资料，应绘制眼底图像，此图为三个同心圆及12条放射线组成。最外圆为睫状体与玻璃体基础部，最内圆为赤道部，中间圆为锯齿缘。12 条放射线表示按时钟方位的子午线，12 点方向对着患者的脚部。

青光眼的检查

（1）眼压：眼压计用于测量眼压。先麻醉眼睛，眼压计通过压陷眼球外壁所需的压力来决定眼内压。

正常眼压的范围是 12 ~ 22mmHg，"mmHg"指的是"毫米汞柱"，是测定眼压的一种单位。

一般压力大于 22mmHg 表示眼内压增高。也有少数病例眼压在正常范围也发生了青光眼。有时需多次检查眼内压或长期观察才能确诊青光眼。

（2）检眼镜（一种检查眼底的仪器）检查：眼底镜用于检查眼睛的内部。如果有必要，先用眼液扩瞳，然后在暗房内用一末端带有小光源的仪器即眼底镜检查。

打开眼底镜光源，眼底镜可扩大倍数进行观察，医生通过瞳孔检查视神经的形态和颜色。视神经呈"杯状"或无正常的粉红色则应引起注意。

有时医生采用一种特制的透镜观察前房和外引流通道、即前房角镜检查。

（3）视野检查：青光眼可引起周边视野缺失或在视野中出现暗点。

为了发现有无暗点，医生会让受检者注视正前方的一个点，以检查受检者能否看见视野其他部位出现的光点（视野检查），视野可采用视野屏和视标进行检查，也可采用自动闪现光点的计算机视野计检查。

青光眼患者的治疗有赖于准确的诊断。

青光眼的诊断与其他疾病一样，需要结合病史，临床表现及辅助检查。对可疑患者，首先应测量眼压。眼压大于3.20kPa（24mmHg）为病理性高眼压，但一次眼压偏高不能诊断青光眼，同样，一次眼压正常也不能排除青光眼。

眼压在一日内呈周期性波动。日眼压波动大于1.07kPa（8mmHg）为病理性眼压。

正常人双眼眼压接近，如双眼压差大于0.67kPa（5mmHg）也为病理性眼压。

下一步检查眼底，观察视盘改变。青光眼的视盘改变具有一定的特殊性，有重要的临床价值。常表现为：病理性陷凹，目前普遍采用陷凹与视盘直径的比值（C/D）表示陷凹大小。

C/D大于0.6或双眼C/D差大于0.2为异常；视盘沿变薄，常伴

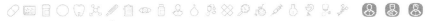

有盘沿的宽窄不均和切迹，表示盘沿视神经纤维数量减少；视盘血管改变，表现为视盘边缘出血，血管架空，视盘血管鼻侧移位和视网膜中央动脉搏动。

此外，眼底检查还可观察视网膜神经纤维层缺损，由于它可出现在视野缺损前，被认为是早期诊断指征之一。

视野检查对青光眼的诊断也有重要价值。因为视野的缺损反映了视神经的损伤。

临床常见视野缺损类型有：视阈值普遍降低、弓形缺损、鼻侧阶梯、垂直阶梯、颞侧扇形缺损、中心及颞侧岛状视野。

通过上述检查，我们可以诊断青光眼的有无，但还未能确定青光眼的类型。

要将青光眼分类，还应检查前房角，房角开放者为开角型青光眼，反之则为闭角型青光眼。

通过房角检查，如果青光眼分类诊断仍有困难，可查房水流畅系数（C值）。

C值小于0.1为病理性，压畅比（Po/C）大于150为病理性，主要见于开角型青光眼。

但需注意，闭角型青光眼反复发作后C值及压畅比也可异常。

另外，对一些疑似青光眼可选一些激发试验，以辅助诊断。

继发性青光眼的诊断，首先应有眼部或全身病变，当然还有高眼压和视神经损伤。

通过房角镜检查，了解造成高眼压的原因是房角关闭还是小梁滤过功能障碍，以诊断是继发性开角型青光眼抑或闭角型青光眼。

通过上述检查，我们就可以大致确定青光眼及其分型，从而采取正确的治疗方法。

怎样诊断青光眼

青光眼患者的治疗有赖于准确的诊断。青光眼患者的诊断与其他疾病一样，根据病史、临床表现及检查结果进行综合分析。

对可疑患者，首先应测量眼压。眼压大于 3.20kPa（24mmHg）为病理性高眼压，但一次眼压偏高不能诊断青光眼，而一次眼压正常也不能排除青光眼。因为眼压在一日内呈周期性波动。日眼压波动大于 1.07kPa（8mmHg）为病理性眼压。正常人双眼眼压接近，如双眼压差大于 0.67kPa（5mmHg）也为病理性眼压。其次应检查眼底，观察视盘改变，青光眼的视盘改变具有一定的特殊性，有重要的临床价值。常表现为病理性陷凹，目前普遍采用陷凹与视盘直径的比值（C/D）表示陷凹大小。C/D 大于 0.6 或双眼 C/D 差大于 0.2 为异常；

视盘沿变薄，常伴有视盘沿的宽窄不均和切迹，表示视盘沿视神经纤维数量减少；视盘血管改变，表现为视盘边缘出血，血管架空，视盘血管鼻侧移位和视网膜中央动脉搏动。此外，眼底检查可观察视网膜神经纤维层缺损，由于它可出现在视野缺损前，被认为是青光眼早期诊断指征之一。

视野检查对青光眼的诊断有重要价值。因为它代表了视神经的损伤。临床常见视野缺损类型有：视阈值普遍降低、弓形缺损、鼻侧阶梯、垂直阶梯、颞侧扇形缺损、中心及颞侧岛状视野。

通过上述检查，我们可以诊断青光眼，但在开始治疗前还应确定青光眼的类型。首先检查前房角，房角开放者为开角型青光眼，反之则为闭角型青光眼。通过房角检查，青光眼分类诊断仍有困难时，可查房水流畅系数（C 值）。C 值小于 0.1 为病理性，压畅比（Po/C）大于 150 为病理性，主要见于开角型青光眼。但需注意，闭角型青光眼反复发作后 C 值及压畅比也可异常。另外我们对一些疑似青光眼可选一些激发试验，以辅助诊断。

继发性青光眼的诊断，首先有眼部或全身病变，当然还有高眼压和视神经损伤。通过房角镜检查，了解造成高眼压的原因是房角关闭还是小梁滤过功能障碍，以诊断是继发性开角型青光眼还是闭角型青光眼。

青光眼患者为何要检查视野

　　青光眼视野检查的目的在于两方面，即检测有无视神经损害和监测病情进展情况。检测有无视野缺损，判断有无视神经损害。青光眼的诊断不完全决定于眼压，单纯眼压高而没有视盘损害及相应视野缺损，只能诊断为高眼压症。相反，正常眼压性青光眼，眼压正常，仅有视盘改变和视野缺损。因此视野缺损是诊断青光眼的主要指标之一，这在原发性开角型青光眼尤为重要。临床上高眼压症患者可不治疗，定期随访眼底及视野，一旦出现早期视盘损害及视野改变，即予治疗。

　　通过视野检查，监测病情进展。抗青光眼治疗是否有效，不能仅凭眼压，而应检查视盘损害及视野缺损是否继续进展。眼压一日之内有波动，一次测量眼压正常不等于眼压控制满意，在原发性开角型青光眼，尤其是那些正常眼压性青光眼，视盘对眼压的耐受性低，即使眼压在正常范围，视功能损害可能继续，如不定期检查眼底和视野，可能给患者造成无法挽回的损失。

　　视野检查技术已有了很大进展，特别是计算机辅助的视野检查，准确性、可靠性显著提高，并能准确记录、保存检查结果，便于对比。在接受抗青光眼治疗的患者，连续视野检查结果的比较是病情有无进展的敏感指标，视野缺损稳定无变化意味着治疗有效，而缺损进行性加重，是需要加强治疗力度的指征。

怎样尽早发现先天性青光眼

先天性青光眼包括原发性先天性青光眼和伴随先天异常的发育性青光眼两种。

对3岁以前发病的患儿，早期没有特定表现，仅可能有羞明、溢泪和眼睑痉挛，容易和角膜炎、倒睫和膜性鼻泪管闭塞混淆，实际上这些症状是角膜上皮水肿引起的刺激症状。因此，对这些患儿不能随便放过，应仔细检查角膜，高度怀疑时在全麻下测眼压，婴幼儿眼压高于2.67kPa（20mmHg）时，应怀疑先天性青光眼。病程至中晚期，突出的表现是大角膜，横径大于12mm，角膜水肿，角膜条纹，角巩膜缘延长加宽可达5mm，巩膜变薄呈兰色；全面检查眼部还可发现前房深、虹膜薄、瞳孔中度散大、对光反射迟钝或消失、眼底见视盘陷凹扩大；前房角镜检查可见虹膜根部前移、虹膜根部平坦、虹膜根与巩膜突之间没有隐窝，眼压升高大于3.20kPa（24mmHg）。但应注意，单纯角膜横径增大，偶尔眼压升高，没有其他体征不能诊为先天性青光眼。

3 岁以后发病的患儿，因眼前部发育已近成熟，角膜弹性减弱，常常见不到大角膜和角膜条纹，甚至可能没有任何症状，而后巩膜仍有较强弹性，在高眼压作用下，主要表现为眼轴延长，反应出近视性屈光不正。因此对少儿出现进行性近视性屈光不正，应仔细检查眼底、测眼压，以免漏诊。

青光眼检查、治疗的新进展

青光眼的临床研究近几年有了很大进展。下面就检查和治疗两方面作一概述。

（1）检查方面：①超声生物显微镜的应用：该项技术可在无干扰自然状态下对活体人眼前段的解剖结构及生理功能进行动态和静态记录，并可作定量测量，特别对睫状体的形态、周边虹膜、后房形态及生理病理变化进行实时记录，为原发性闭角型青光眼，特别是原发性慢性闭角型青光眼的诊断治疗提供极有价值的资料。②共焦激光扫描检眼镜：该机采用了低能辐射扫描技术，实时图像记录及计算机图像分析技术。通过共焦激光眼底扫描，可透过轻度混浊的屈光间质，获得高分辨率、高对比度的视网膜断层图像，能准确记录和定量分析视神经纤维分布情况、视盘的立体图像，并能同时检查视乳头区域血流状态和完成局部视野、电生理检查，对青光眼的早期诊断、病情分期及预后分析均有重要价值。③定量静态视野、图形视觉诱发电位：青光眼出现典型视野缺损时，视神经纤维的损失可能已达50%。计算机自动视野计通过检测视阈值改变，为青光眼最早期诊断提供了依据。图形视觉电生理PVEP、PE-RG检查，在青光眼中有一定敏感性及特异性。如将上述两种检查结合起来，能显著提高青光眼的早期检出率。

（2）治疗方面：①激光治疗青光眼：这是近年青光眼治疗的一大进步。激光虹膜打孔代替了虹膜周切术，激光小梁成形术为开角型青光眼的治疗提供了一种手段，使大量患者避免了手术治疗。②手术：小梁切除术近年经多种改良，尤其是滤过术后辅用氟尿嘧啶、丝裂霉素等药物，减少了滤过通道疤痕形成，手术效果大有提高。滤过手术联合白内障摘除及人工晶体植入，获得了很好的临床疗效。现在已在滤过手术时同时进行白内障超声乳化术，使药物不能控制的青光眼又有白内障的患者得到了全面的治疗。巩膜下植入引流管为晚期复杂性青光眼的治疗提供了一种治疗手段。③药物：近几年抗青光眼药物迅速增加。如β受体阻滞剂就有美开朗、贝特舒、贝他根；拟肾上腺素药保目宁等，医生可根据患者全身情况、降眼压机制及药物协同作用来选择合适的、有效的抗青光眼眼药。

第 4 章

治疗疾病

合理用药很重要，综合治疗效果好

走出青光眼的五大误区

生活中，青光眼患者对于治疗仍存在诸多误区，这是非常危险的。

误区一：青光眼可以根治

有些青光眼患者通过药物及手术治疗后眼睛不再胀痛，认为青光眼已经治好了，便不再用药，也不去医院复查，这是很危险的。

因为：①很多青光眼患者发病隐蔽，病情缓慢，即使眼压很高也无胀痛的感觉；②青光眼术后眼压升高时多数患者无疼痛的症状；③部分急性闭角型青光眼，急性发作后一段时间转为慢性期，对疼痛逐渐耐受而无任何症状或症状不明显。因此绝不能认为没有症状了青光眼就治好了。

此外，青光眼是终生疾病，只能控制病情的发展，而无法做到治愈，患者需要终生治疗。正在治疗的青光眼患者，尽管病情稳定，也不可盲目乐观。随着时间的推移，有些抗青光眼药物会逐渐减退药效，手术效果也会降低。再则患青光眼时间长了后，由于视神经对眼压耐受性越来越差，需把眼压降至更低。所以青光眼患者一定要定期到眼科测量眼压，检查眼底，必要时行视野检查，以观察病情变化，及时调整治疗。

误区二：得了青光眼，迟早都会瞎

过去，由于对青光眼认识不全面，治疗手段不多，以至于一些青光眼患者最终失明。所以有些人当得知患青光眼后非常恐惧，对治疗缺乏信心，不积极配合治疗。其实青光眼绝不是不可治疗的，绝大多数青光眼通过药物及手术可得到有效控制，长久保持良好视力。目前，临床医生不但能采取多种方法来治疗青光眼（如药物、激光和手术），而且还能在某些青光眼（如闭角型青光眼）的临床前期，通过及时干预来预防青光眼的发生。就目前医疗水平而言，如果患者积极配合治疗，除无法使已经失明的患眼复明外，一般青光眼是不会瞎掉的。

误区三：青光眼属单眼疾患

除了某些由其他的眼病继发的青光眼以外，几乎所有的青光眼均属于双眼性病变，双眼多先后发病亦可同时发病。一旦患上青光眼，无论另一眼是否有症状，都必须按双眼病变对待，采取有效的治疗措施，及时地对疾病进行干预，阻止病情的进展。有些患者盲目地认为虽然一只眼患青光眼失明了，但还有另一只眼睛，放弃治疗，从而延误了治疗时机，错过最佳治疗机会，造成双眼失明的严重后果。

误区四：青光眼可以双眼同时手术

青光眼为双眼疾病，一经发现，就应在视功能尚未损害时尽快手术治疗。但术后可能发生一些难以预测的并发症。因为同一人的双眼解剖生理及病理特点是相似的，所以术中或术后的并发症双眼极为相似，因此青光眼患者一定不能双眼同时手术，否则一旦发生问题，患者可能双目失明。一般先做病情较重的眼，以便观察术后出现的问题。在做第二只眼时可做好预防工作。

误区五：青光眼手术是小手术，没有并发症

青光眼手术方式较为成熟，多数手术安全而效果好，但极少部分患者可能出现麻醉及心脑血管意外、感染、爆发性脉络膜出血、术中或术后视网膜脱离等问题。少部分患者可能出现滤过过强或欠佳，从而眼压偏高或者偏低。一旦出现上述并发症，患者应保持良好心态，积极配合治疗。

青光眼怎样治疗

青光眼治疗的方法是降低或控制眼压，促使房水排出，因此根据青光眼的病因病机，可选择药物或手术治疗。原发性开角型青光眼首选药物治疗，先用 β 受体阻滞剂抑制房水生成，如 0.5% 噻吗心安、0.25% 贝特舒等；眼压控制不满意加用缩瞳剂，如 1% 匹罗卡品等，使小梁网间隙增宽，促进房水排出；通过单用和联用两类药

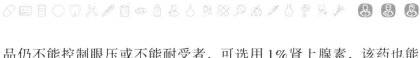

品仍不能控制眼压或不能耐受者，可选用1%肾上腺素，该药也能增加房水排出。药物治疗无效或效果不满意，宜采用激光小梁成形术，术后常需辅用药物治疗。通过上述治疗眼压控制仍不理想，只能选用手术治疗，常用手术是小梁切除术或其他滤过手术。术前眼压较高者可口服醋氮酰胺，口服甘油或和静注20%甘露醇，尽可能使眼压降至正常。术后用氟尿嘧啶等抗代谢药球结膜下注射，减少术后滤枕疤痕形成。

原发性闭角型青光眼一经确诊，首选手术治疗，药物治疗只限于为手术作准备及手术后眼压控制不良或手术危险很大等情况下。现在由于许多医院能做激光周边虹膜打孔，使绝大多数患者免除了根切手术，但如不具备条件，还是应尽早做虹膜根切术。急性发作期患者眼压高，应先用药物降眼压，首选20%甘露醇静滴，必要时可用1%匹罗卡品和噻吗心安点眼，或加用醋氮酰胺口服。有条件时可作激光周边虹膜打孔，激光周边虹膜成形或激光瞳孔成形，解除瞳孔阻滞。术前务必使眼压降至正常，眼压控制后，检查房角，如50%以上房角开放，仍可选择虹膜根切术，否则应选择小梁切除术等滤过手术。术后眼压控制不良应辅用药物。

先天性青光眼宜尽早手术。常用手术有房角切开术，小梁切开术和小梁切除术，也可二者联用。术前、术后可辅用药物控制眼压，常用噻吗心安，避用缩瞳剂。

继发性青光眼种类很多，治疗上差异较大。原则是原发病与青光眼同时治疗，继发性开角型青光眼的治疗大致同原发性开角型青光眼，恶性青光眼的处理需特别谨慎，新生血管性青光眼条件许可时首选全视网膜光凝术。晚期青光眼丧失视功能，有严重疼痛，大泡性角膜炎时，可选择睫状体冷冻或眼球摘除。

青光眼的治疗目的

原发性开角型青光眼的治疗目的是控制疾病发展或尽可能延缓其进展，使患者最大限度保存视力，大多数患者经降眼压可达到此目的。考虑到个体视神经对高眼压的耐受力不同，因此还无法确立一个眼压值来衡量青光眼是否控制。有的患者眼压正常而视功能损害仍进展，有一些眼压偏高尚可耐受相当长一般时间不出现损害。因此开角型青光眼在接受治疗时不能单纯随访眼压，还须跟踪视盘损害及视野缺损，如青光眼性损害在进展，那么应当加大抗青光眼治疗的力度，并采取一些保护视功能的治疗措施。

原发性闭角型青光眼的治疗目的依病程及危重程度而定。治疗急性闭角型青光眼的最大目的是降低眼压和解除瞳孔阻滞，而瞳孔阻滞的解除又依赖于降眼压，因此降眼压是首要任务。高渗剂可使玻璃体浓缩，联合碳酸酐酶抑制剂，减少房水生成，这些可有力地使晶体－虹膜隔后移，此时用缩瞳剂，容易使房角开放。临床前期，先兆期及缓解期闭角型青光眼的治疗目的是解除瞳孔阻滞，预防发作。单纯用缩瞳剂并不可靠，宜作激光虹膜打孔或周边虹膜切除。慢性闭角型青光眼的治疗目的是控制发作，但这只能在房角开放超过 1/2 者，原则上仍以激光周边虹膜打孔为主。房角开放少于 1/2 者宜施滤过手术，并随访视功能是否继续损伤。

　　早期先天性青光眼的治疗，主要是解除房水流出障碍，如房角切开和小梁切开术。晚期患者则主要是降眼压保护视功能，如滤过手术。药物治疗效果一般不佳。

常用的降眼压药

1. 拟副交感神经药（缩瞳剂）	1% ~ 2% 匹罗卡品
2. β – 肾上腺能受体阻滞剂	0.5% 噻吗心安
3. 肾上腺能受体激动剂	阿法根（α_2 受体激动剂）
4. 前列腺素衍生物	适利达、苏为坦
5. 碳酸酐酶抑制剂	醋氮酰胺
6. 高渗剂	20% 甘露醇，50% 甘油

（1）缩瞳剂——拟副交感神经药

代表药物：1% ~ 2% 毛果芸香碱滴眼液，4 次 / 日。

作用机制：直接兴奋虹膜括约肌，缩小瞳孔和增加虹膜张力，解除周边虹膜对小梁网的堵塞，使房角重新开放；通过收缩睫状肌，牵引巩膜突和小梁网，减小房水外流阻力（针对开角型青光眼）。

优点：为治疗闭角型青光眼的一线药物。

副作用：眉弓疼痛，视物发暗，近视加深等。高度近视伴视网膜变性者可引起视网膜脱离。频发点眼，还可产生胃肠道反应、头痛、出汗等全身中毒症状。

缺点：①影响瞳孔的大小和调节功能。②效果欠理想。

（2）β 肾上腺阻滞剂

代表药物：0.25% 噻吗心安滴眼液，2 次 / 日。

作用机制：阻断肾上腺素和去甲肾上腺素与 β - 受体结合，使睫状体的环磷酸腺苷（cAMP）降低，抑制房水生成（50%）。

优点：降眼压效果确切（20% ~ 25%），不影响瞳孔的大小和调节功能，价格低，眼局部耐受性好。

副作用：心率减慢，血压降低，心传导减慢，支气管收缩，不宜用于心传导阻滞、窦房结病变和支气管哮喘患者。

缺点：①眼压降低到一定程度后降眼压作用减弱。②夜间降眼压作用微弱。

（3）碳酸酐酶抑制剂

代表药物：乙酰唑胺，每片 0.25g，2 次 / 日。布林佐胺滴眼液，3 次 / 日。

作用机制：减少房水生成。

副作用：①久服可引起口唇、面部、指趾麻木，全身不适，肾绞痛、血尿等。眼液则没有全身副作用。②增加其他药物(激素)的排钾作用，可致严重的低血钾。

缺点：布林佐胺滴眼液是磺胺类的碳酸酐酶抑制剂，对磺胺药物过敏者、严重肾功能不去和高氮性酸中毒禁用。

（4）前列腺素衍生物

代表药物：拉坦前列素，曲伏前列素（苏为坦眼液）和贝美前列胺。1 次 / 日。

作用机制：水解后进入眼内和睫状体的前列腺素受体（FP）结合，上调基质金属蛋白酶（MMPs），使葡萄膜巩膜途径的细胞外胶原降解，从而使房水外流增加。

优点：

①增加房水经葡萄膜巩膜外流途径排出降低眼压 20% ~ 40%。日间和夜间均有降眼压作用。

②每日用药一次，患者的依从性好。

③兼具降低眼压、改善视乳头血流和保护视神经三大功能。

④全身副作用少。

副作用：局部短暂性烧灼、刺痛、痒感和结膜充血，长期应用可使虹膜色素增加，睫毛增长，眼周皮肤色素沉着。

缺点：眼局部的耐受性差。

（5）肾上腺受体激动剂

代表药物：β_2 受体激动剂（1% 肾上腺素），α_2 受体激动剂（阿法根眼液 / 沐欣眼液）。

作用机制：β_2 受体激动剂（1% 肾上腺素）促进房水经小梁网和葡萄膜巩膜通道外流；α_2 受体激动剂，选择性兴奋 α_2 受体，同时减少房水生成和促进房水经葡萄膜巩膜途径排出。

副作用：黄斑囊样水肿（无晶体眼患者不宜使用），严重的高血压和冠心病禁用。

缺点：结膜充血，瞳孔散大。

（6）高渗脱水剂

代表药物：50% 甘油，2 ~ 3ml/kg；20% 甘露醇，1 ~ 2g/kg。

作用机制：在短期内提高血浆渗透压，使玻璃体水分进入血液，减少眼内容量，降低眼压。

优点: 迅速降低眼压。用于治疗急性发作或急性眼压升高的患者。

副作用: 头痛、恶心等。甘油参与体内糖代谢，糖尿病患者慎用。

缺点：降压作用 2 ~ 3 小时即消失。

🧑 怎样选择抗青光眼药物

原发性开角型青光眼首选 β 受体阻滞剂，常用 0.5% 噻吗心安眼药水，有支气管哮喘、阻塞性肺部疾病及心血管疾病者可选用 0.25% 贝特舒。一种 β 受体阻滞剂疗效欠佳，可试用另一种。单用 β 受体阻滞剂眼压不能控制，可加用缩瞳剂，常用 1% 匹罗卡品，疗效不佳可增加浓度，但应注意小瞳孔对白内障患者及暗环境下工作者不合适，另对高度近视眼有诱发视网膜脱离危险。上述用药失败，可加用或改用 1% ~ 2% 肾上腺素，该药须加抗氧剂避光保存，使用不便，高血压患者不宜，另还应特别注意它不能用于闭角型青光眼，也不能用于窄角的开角型青光眼。对不能接受手术或手术前眼压仍高者，可用碳酸酐酶抑制剂，如醋氮酰胺，但要注意全身副作用，如尿道结石、失钾、精神抑郁、手足麻木、过敏等，所以该药以达到疗效的日最低量为好，如不能耐受，也可选择二氯苯磺胺或甲醋唑胺。高渗剂只能用在手术前及特殊需要时短期降眼压，常用 20%

甘露醇静滴，心肾功能不良者勿用，甘油口服在糖尿病患者禁用。

原发性闭角型青光眼首选手术治疗，药物只限于手术前准备、手术后眼压仍高的控制，或手术危险很大等情况。急性闭角型青光眼临床前期、前驱期用缩瞳剂，常用1%～4%的匹罗卡品，但应注意，缩瞳剂并非所有患者都能预防发作。β 受体阻滞剂、碳酸酐酶抑制剂、高渗剂主要用于发作时降眼压，如眼压仍不能控制，也应手术。慢性闭角型青光眼以手术治疗为主，用药原则同上。

怎样选择抗青光眼手术

对于一些青光眼，可选择手术治疗。抗青光眼手术主要作用是防止房角阻塞，加速房水的排泄和减少房水生成。

防止房角阻塞，即所谓的"内引流"手术。一种是周边虹膜切除术，它适用于具有相对瞳孔阻滞的原发性闭角型青光眼早期（临床前期、先兆期），小梁引流功能正常（房角开放大于1/2）的发作后间隙期和慢性闭角型青光眼。另一种是节段虹膜切除术，适应证同周边虹膜切除术，具有下列情况时选用：①角膜中央混浊，无法检查眼底。②瞳孔移位。③长期使用缩瞳剂，瞳孔不能自然复原。④瞳孔领区有残膜或机化膜阻挡。

另辟通道加速房水引流，即"外引流"或"滤过"手术。有小梁切除术、巩膜切除术、巩膜灼瘘术。现在常用小梁切除术，尤其是各种改良后的小梁切除术，适应证广，术后并发症少，疗效较好。这类手术可用于药物治疗无效的开角型青光眼，小梁过滤功能受损和房角关闭大于1/2的闭角型青光眼，大多数继发性青光眼及晚期先天性青光眼。对那些闭角型青光眼急性发作后，瞳孔散大、充血、眼压控制不良者，上述三种手术均难以见效，此时可选用虹膜嵌顿术。

减少房水生成有睫状体分离术、睫状体冷冻术。此类手术有较高的并发症，一般用在无晶体眼青光眼、绝对期青光眼、新生血管性青光眼和其他抗青光眼手术多次失败后。

另外尚有几种特别的抗青光眼手术：早期先天性青光眼可选择房角切开术或小梁切开术；青光眼控制不良并有明显白内障者采用小梁切除术联合白内障摘除术；恶性青光眼药物治疗无效可选择后巩膜切开＋前房注气＋平坦部玻璃体切割术，必要时作晶体摘除术；滤过性导管植入术用于一般手术不能成功的难治性青光眼、新生血管性青光眼、青年性和无晶体性青光眼，以及葡萄膜炎性和混合性青光眼。

如何处理抗青光眼术后的并发症

抗青光眼手术后，由于某些原因可产生并发症，这时应及时处理。周边虹膜切除术后可有前房积血，通常 2 ~ 5 日会自行吸收；若虹膜色素上皮残留，则用激光补切方式去除；切口渗漏，早期加压、包扎即可；持续渗漏者，则将切口重新缝合；如果晶体损伤，若眼压正常，则待白内障成熟后摘除。

滤过性手术术后早期及晚期都有可能产生并发症。早期并发症有：①浅前房及前房消失：这是最常见的并发症。常因滤过口引流过畅，脉络膜脱离和手术创伤致房水生成抑制引起。处理方法：首先检查结膜滤过泡有无渗漏，有孔洞时及时修补，无明显渗漏可用一小棉枕置滤过泡相应眼睑上，绷带加压包扎，同时予以散瞳，局部及全身使用皮质类固醇激素，静滴高渗剂，也可口服醋氮酰胺。用上述方法治疗 5 日无效，并出现角膜失代偿、水肿时，应及时手术。最简便的方法是前房注气，可多次施行。无效时行脉络膜上腔排液术。②恶性青光眼：常发生在闭角型青光眼术后。急性发作后立即手术，手术时前房角一直关闭者易发。恶性青光眼一经诊断，立即予阿托品散瞳、β 受体阻滞剂点眼、口服醋氮酰胺、20％甘露醇静滴每 6 小时 1 次，可全身及局部用皮质类固醇激素。药物治疗 5 日未能缓解，前房浅，眼压高者可试用氩激光经周边虹膜缺损区行睫状突切除术，用 Nd：YAG 激光切除玻璃体前界膜。仍不能控制者，行后巩膜切开与前房注气术，并作平坦部玻璃体切割术，必要时摘除晶体。③虹膜炎：几乎所有青光眼患者术后都有轻重不等的虹膜炎。予散瞳，局部或全身用皮质类固醇激素。应注意排除视网膜脱离、晶体损伤、异物或全身疾病。④驱逐性脉络膜出血：这是极为危险的征象，多发生在术中。表现为剧烈的眼痛，眼球变硬，高眼压使切口破裂，瞳孔发黑，玻璃体、视网膜、脉络膜均被逼出。术前眼压控制不稳，高血压患者易发。一旦出现，迅速作后巩膜切开，在相当于睫状体扁平部巩膜上作"T"型或"L"型切开放出积血。全身用甘露醇静滴，并用止血剂，压迫包扎。⑤滤泡不形成：常因虹膜嵌顿及疤痕闭塞滤过口引起。术后球结膜下注氟尿嘧啶 5mg，每日 1 次。可预防疤痕形成。眼球按摩可迫使房水通过部分未闭的切口，也可用角膜缘杯吸法。

术后晚期并发症有：①包裹状滤过泡：球结膜下注氟尿嘧啶，局部类固醇点眼，眼球按摩，也可用 Nd：YAG 激光击射筋膜囊，或将筋膜切除。②白内障：成熟后摘除。③感染：一旦可疑，应做眼睑、结膜囊的涂片和培养，全身用抗生素和皮质类固醇，球后段感染，须做玻璃体切割术。④滤过泡破口：口服醋氮酰胺，加压包扎，预防感染。⑤交感性眼炎：对症治疗。

哪些人应警惕发生恶性青光眼

恶性青光眼易发生于浅前房、窄房角、小眼球、小角膜、睫状环较小或晶体过大的闭角型青光眼，尤其是长期高眼压，术前使用高渗剂或醋氮酰胺降眼压而房角仍关闭者。常双眼发病，一眼发生恶性青光眼，另一眼在做滤过手术后也将发生，甚至另一眼只滴缩瞳剂也可发病。

典型的恶性青光眼发生在闭角型青光眼术后，发病与手术类型、术前眼压高低无关，但急性发作后立即行滤过手术，且手术时前房角仍然关闭者易发。恶性青光眼也可发生在无晶体眼抗青光眼术后，或非青光眼患者白内障摘除术后。

具有恶性青光眼发病的某些解剖因素的青光眼患者发生炎症、外伤时可能发病。视网膜脱离扣带术后继发脉络膜脱离、未成熟儿视网膜病变等情况也可发生恶性青光眼。

新生血管性青光眼怎样治疗

临床上，新生血管性青光眼分三个阶段：青光眼前期、开角型青光眼期、比角型青光眼期。

青光眼前期眼压正常，仅在虹膜及房角出现细小新生血管。此期最有效的治疗措施是激光全视网膜光凝术，光凝破坏缺氧视网膜，增加视网膜血管灌注，中断了新生血管产生的根源，全视网膜光凝后新生血管萎缩。屈光间质混浊者可用全视网膜冷冻术。

开角型青光眼阶段眼压升高，新生血管增加。如视力尚好，屈光间质清，药物控制眼压，避免用缩瞳剂，全视网膜光凝仍首选。药物不能控制眼压者，可选用手术，如巩膜瓣下引流管植入及活瓣植入术、滤过手术、睫状体冷冻术。

闭角型青光眼阶段房角关闭，眼压很高。可试用药物控制眼压，有条件时作全视网膜光凝和房角光凝，然后采用上述手术治疗。晚期已无光感的患者，疼痛严重，可球后注射酒精和氯丙嗪减轻痛苦。角膜大泡、溃疡者可选择眼球摘除。

中医中药能否治疗青光眼

青光眼在中医属五风内障范畴。绿风内障，类似于原发性闭角型青光眼；青风内障，类似于原发性开角型青光眼；黄风内障，类似于绝对期青光眼；黑风内障，亦类似于闭角型青光眼；乌风内障，类似于开角型青光眼或继发性青光眼。

中医的许多文献对五风内障有较多的记载，对这类疾病的病因、病机及辨证论治有全面的论述。

目前中医治疗青光眼大致有四法：内治法、外治法、针灸法和中西医结合疗法。

内治法：内治法强调辨证论治。通过中药治疗，可显著减轻临床症状，部分患者可得救治。总的看来，中医认为五风内障属严重眼疾，预后不佳。

外治法：①丁公藤碱Ⅱ滴眼液：可缩瞳降压，疗效与匹罗卡品相似。②槟榔碱滴眼液：也有一定缩瞳降压作用。

针灸法：针灸对于青光眼，尤其是急性发作时，有显著止痛效果，同时也可能有一定程度的降眼压作用，并与其他治疗法有协同作用，而中晚期青光眼，通过针灸法可提高视功能。因此，针灸法可作为青光眼综合征的治疗方法之一。

中西医结合疗法：西药控制眼压后，用中药复方或单味药口服、中药提取液静注等，活血化瘀，健脾利水之法，以获取改善青光眼视盘血供，减少房水生成或促进视神经细胞代谢等功效，达到协同治疗作用，优于单用西药。

第 5 章

康复调养

三分治疗七分养，自我保健恢复早

青光眼患者怎样自我保健

  首先心理上要正视这一疾病。有些患者得知患青光眼后非常恐惧，对治疗缺乏信心，不积极配合治疗。其实青光眼绝不是不可治疗，绝大多数青光眼通过药物及手术可得到有效控制，长久保持良好视力，只有少数病例控制不良，但也可以通过治疗延长有用视力。青光眼患者不应悲观，要保持良好的心情，抑郁和暴怒是青光眼的诱发因素。

  治疗上应按照医嘱用药和定期随访，不可自己变更用药剂量。闭角型青光眼发作前，常有一些先兆，如视疲劳、眼胀、虹视和眉棱胀痛，特别在情绪波动和昏暗环境下容易出现，出现这些现象时应及时到医院就诊，以便早期诊断和治疗，预防急性发作，这一点对单眼发病的青光眼患者尤为重要。青光眼患者最好能逐步学会指测眼压，当觉得高眼压可疑时，及时看医生，以便调整治疗方案，使高眼压得到控制。青光眼滤过手术后，手指按摩眼球有利于保持引流口通畅，但这要先经医生指导方可进行。

  青光眼性视神经损害除与高眼压密切相关外，还有一些其他相关因素，如低血压、糖尿病、血流变学异常等，积极治疗这些疾病，有利于保护视功能。

此外，应注意一些抗青光眼药物有副作用。如噻吗心安可使心率减慢，还可引起支气管平滑肌收缩，有心动过缓、支气管哮喘和呼吸道阻塞性疾病者最好不用，必须用时应提防副作用的出现。醋氮酰胺在输尿管结石患者慎用，磺胺过敏者不用，又该药有排钾作用，服药应同时补钾。高渗剂在心血管系统、肾功能不良时勿用，糖尿病患者禁用甘油。总之应在用药前向医生说明全身疾病，以便医生选择用药。

眼科常用的祛风药

根据中医的理论，眼病是由于风、热、湿、痰、血等引起，因此针对不同的病因，采用祛风、清热、除湿、化痰、止血、活血等药物进行治疗，以达对症下药的目的。故眼科中常用的中药分为祛风、除湿、清热、化痰、止血、活血、平肝、补益等。

祛风药性多辛散，具有祛风解表、止痛消肿、退翳明目、收泪止痒等作用。适用于内外障眼病，尤宜外障眼病初期。常用祛风药有祛风散寒、祛风清热药。祛风散寒药性味辛温、能发散风寒。适用于风寒侵目所致胞睑浮肿，白睛微赤，黑眼浅层生翳，羞明流泪，眼疼头痛，鼻塞流涕等症。常用的药物有荆芥、防风、羌活、白芷、细辛等。祛风清热药性味以辛凉为主，能发散风热。适用于风热侵目所致的胞睑肿胀微赤，白睛红赤，黑睛浅层生翳，热泪不止，磨痛作痒等症。常用的药物有桑叶、菊花、薄荷、柴胡、葛根等。

眼科常用的中成药

（1）银翘解毒片

其成分为金银花、连翘、薄荷、荆芥、淡豆豉、牛蒡子、桔梗、淡竹叶、甘草。辛凉解表，清热解毒。常用于麦粒肿、结膜炎、角膜炎的早期治疗。

（2）防风通圣丸

由防风、荆芥穗、薄荷、麻黄、大黄、芒硝、栀子、滑石、桔梗、石膏、川芎、当归、白芍、黄芩、连翘、甘草、白术组成。具有解表通里，清热解毒的作用。用于外寒内热，表里俱实的眼病，如麦粒肿、结膜炎等。

（3）牛黄解毒片

由牛黄、雄黄、石膏、大黄、黄芩、桔梗、冰片、甘草制成。有清热解毒的功效。用于火毒炽盛所致的目赤肿痛。如结膜炎、麦粒肿。

（4）板蓝根冲剂

主要成分为板蓝根。具有清热解毒，凉血消肿作用。用于病毒所致的眼病。

（5）黄连上清丸

其成分为黄连、黄芩、黄柏、栀子、大黄、连翘、石膏、荆芥穗、防风、川芎、白芷、薄荷、菊花、蔓荆子、旋覆花、桔梗、甘草。具有清热泻火，散风通便的作用。常用于麦粒肿、急性结膜炎，兼有大便燥结者。

（6）补中益气丸

由黄芪、党参、甘草、当归、白术、升麻、柴胡、陈皮组成。具有补中益气，升阳举陷的功效。用于脾胃气虚，中气下陷所致的眼病。如上睑下垂、视疲劳等。

（7）六味地黄丸

由熟地黄、山茱萸、牡丹皮、山药、茯苓、泽泻组成。具有滋阴补肾的功效。用于肾阴亏虚，虚火上炎的眼病。如干眼病、白内障、眼底病的后期。

（8）杞菊地黄丸

其成分为枸杞子、菊花、熟地黄、山茱萸、牡丹皮、山药、茯苓、泽泻。能滋阴补肾，养肝明目。用于角膜炎后期、干眼病、白内障、玻璃体混浊、眼底病后期、视疲劳等肝肾阴亏的眼病。

（9）知柏地黄丸

由知母、黄柏、熟地黄、山茱萸、牡丹皮、山药、茯苓、泽泻组成。具有滋阴降火的功能。用于瞳神干缺、角膜炎后期、青光眼等阴虚火旺的眼病。

（10）石斛夜光丸

其成分为石斛、人参、山药、茯苓、甘草、肉苁蓉、枸杞子、菟丝子、地黄、熟地黄、五味子、天冬、麦冬、苦杏仁、防风、川芎、枳壳、黄连、牛膝、菊花、白蒺藜、青葙子、决明子、水牛角、羚羊角。有滋阴补肾，清肝明目的作用。用于肝肾不足，精血内亏，阴虚火旺之眼病。如青光眼、白内障等。

（11）金匮肾气丸

由熟地黄、山药、山茱萸、当归、附子、肉桂、枸杞子、菟丝子、杜仲炭、鹿角胶组成。具有温肾壮阳，填精补血的功效。用于肾阳不足，命门火衰所致的原发性视网膜色素变性等眼底病。

（12）参三七片

由参三七制成。活血化瘀，止血止痛。适用于各种原因所致的眼部出血。

（13）复方丹参片

成分为丹参、三七、冰片。活血化瘀，理气止痛。用于血瘀气滞所致的视网膜中央静脉阻塞、眼部出血后期、视网膜水肿渗出等眼病。

（14）八宝眼药

为眼科专用成药。由珍珠、麝香、熊胆、海螵蛸、硼砂、朱砂、冰片、炉甘石、地黄粉组成。清热祛风，燥湿止痒，退翳明目。用于结膜炎、角膜炎、睑缘炎、目痒、翼状胬肉等外眼病。

眼科局部给药的方法及注意事项

眼科局部给药的方法主要有滴眼药水、点眼药粉、涂眼膏等。

（1）滴眼药水法

滴药时患者取卧位或坐位，头略后仰，眼向上看，操作者用手指或棉签拉开患者下睑，暴露下结膜囊，持滴管或眼药瓶滴入结膜囊内，将上睑稍提起使整个结膜囊内充盈药水。勿将眼药直接滴在角膜上，因角膜感觉敏感易引起反射性闭眼，将眼药挤出，滴眼药每次1滴即可。

注意事项：滴药时滴管应距眼3～5 cm，以免触及睫毛，污染滴管或碰伤眼球，滴药后嘱患者轻闭眼 2 ~ 3 分钟。如同时用两种以上眼药水者，滴药后应间隔 20 分钟，再滴另一种药。滴毒性眼药（如阿托品、匹罗卡品等）用棉球压迫大眼角部位泪囊区 2 ~ 3 分钟，以免药物经泪道流入泪囊和鼻腔被吸收引起中毒反应，对于儿童更要注意压迫。一般消炎眼药水每日 3 ~ 6 次，急性结膜炎可增加滴药次数，半小时一次，以便提高效果。如青光眼患者，一般眼压在早晨和中午最高，故应把滴药时间放在眼压升高之前，这样可避免升高。过期的眼药水不能使用。眼药水不能和其他药水存放在一起，如脚气水等，以免误点入眼。

（2）点眼药粉法

将粉剂眼药，直接点于眼部或病灶处。用消毒过的眼玻璃棒蘸适量的药物，操作者用手轻轻撑开上、下睑，将药物点置于大眦处，嘱患者闭目片刻。

注意事项：挑药物前，注意察看玻璃棒头是否光滑，有无破损，以防划伤角膜及眼结膜，粉剂眼药放置干燥处保存，避免受潮，如药粉结块则不能使用。

（3）涂眼膏法

眼药膏的包装多数采用牙膏状，涂眼膏时，操作者手持眼药膏软管，将药膏直接挤入结膜囊内，闭眼数分钟，眼药膏一般在午睡、晚睡前涂，起床后擦拭干净，包封眼睛前也一定要涂眼膏。

注意事项：注意软管口不可触及眼部，以免被污染。若不是软管包装，可采用玻璃棒点眼药法。

无论何种方法，给药前，都要严格进行查对。

为何眼科手术后对患者体位有不同要求

视网膜脱离手术必须绝对卧床休息，头部固定以免过多活动而影响裂孔的闭合，患者头部应放于裂孔最低位置上，以利视网膜下液体排出。黄斑裂孔玻璃体腔内注气者应俯卧位，使气体向上托住网膜。眼外伤前房积血患者应取半卧位，可使前房出血下沉，便于吸收，以及出血不致遮挡瞳孔形成膜闭。鼻腔泪囊吻合术后也应取半卧位或非手术眼侧半侧卧位，有利于创口血液流出，不致于积聚于泪囊内最终机化而使手术失败。

当心滴眼药水滴出青光眼

一般人对青光眼不熟悉，往往没有防备。可是，这是一种致盲性眼疾，应格外小心预防。那么，哪些眼药水会造成眼内压升高、诱发青光眼呢？

皮质类固醇眼药水，主要有地塞米松、醋酸考的松和醋酸氢化考的松等。

正常人滴用此类药物后，可造成不同程度的眼内压升高反应，升高的程度与遗传因素、用药时间的长短和用量有关。虽然有人认为这种眼内压升高在停药后可以恢复正常。可是，这种高眼内压若持续一定时间，就有可能造成永久性的视神经乳头和视野损害，视力明显受损。尤其是本来已经有青光眼或隐性青光眼的患者，滴用皮质类固醇眼药水后造成眼内压升高的程度更为明显。

为了预防皮质类固醇眼药水的这一副作用，应注意以下几点：

（1）假使青光眼患者确实需要滴用此类眼药水，应密切观察眼内压变化并尽早停用。

（2）一直控制较好的青光眼，在出现眼内压升高时，要先考虑是否存在皮质类固醇的作用，可先停用皮质类固醇类眼药水，然后观察眼内压是否能恢复正常。

（3）必须在医生指导下使用。

（4）在使用此类眼药水时，要密切观察眼内压，尤其是使用时间较长的情况下更应定期检查。如有眼内压升高，应及时停药和就医。

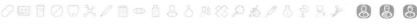

扩瞳药眼药水，主要有阿托品、苯福林（新福林）、后马托品、副肾素、东莨菪碱等。此类眼药水是医生处方药，都有造成青光眼急性发作的可能。

在这些眼药水中，危害最大的要算阿托品眼药水，它的扩瞳作用强，维持作用时间长，可达2星期，而目前还没有与之对抗的药物，所以使用时需特别小心。一般来说，对于40岁以上成年人要滴阿托品，必须先测眼内压和检查眼底，以确定有无青光眼家族史。

⊘ 青光眼使用眼药水有技巧

眼药水如何保存？因患青光眼的患者多是岁数大的中老年人，最好把眼药水固定放在一个地方，这样方便每天滴用。眼药水的保存也很重要，有些药不能放在阳光直射的地方，因为一些药见光容易失效，有些药水需要放在冰箱里冷藏。还有一点很重要，用药之前要详细看下说明书，看眼药水是否对症，否则会起反作用。

如何正确滴眼药水？滴眼药水之前需要先将手洗干净，滴的时候要把下眼皮轻轻拉开，不要将药瓶口碰到眼睛。滴完药水后要用食指在泪囊那个地方按压3分钟左右，目的是让眼药水在眼睛里充分浸湿，而不要很快通过鼻腔流到外面去了。如果说自己不能滴，需要别人帮忙，要先将头仰起来，滴完后按压泪囊的部位。

滴眼药水的时间：要按时滴眼药水，这个按时就是说该滴的时候滴，不该滴的时候就不要滴。不要本来应该一天滴两次，想好的快一点，一小时就滴一次。另外滴药也要讲究一个时间，比如一天滴两次的药水，有些人说因为很忙，就早晨醒来滴一次，晚上睡觉滴一次。这样做也不对，因为有些药物在睡觉前滴是没有用的，第二次滴也要在下午，跟第一次间隔8～12个小时。有些药物就一定要睡前滴，如前列腺素类的药物一定要睡前滴，所以需要弄清楚什么药什么时候滴可以让这个药起到最大的作用。还有两三种药都要滴，是不是要先滴完一个立刻再滴下一个呢？一般是一种药水滴完以后眼睛闭着休息5分钟以上，再滴第二种药水。

青光眼患者的日常生活保健

治疗青光眼期间，无论何种类型青光眼都一样，几乎没有任何必须改变的日常生活习惯。

控制眼压须养成每天用医生开的眼药水点眼的习惯。擅自停药的话，眼压又会再次增高。关键是按医生的指示治疗。

生活中虽然没有特别的限制，但要尽量避免会加重病情的行为。

心态要平和，不要太兴奋、急躁，不要积攒压力，不要在昏暗的地方长时间看东西，不要一直保持低头姿势，不要过多饮用咖啡、茶等含咖啡因的饮品。

有的药物如果长期服用可能引起眼压增高，比如类固醇。所以用药前应咨询眼科医生。

在检查、治疗其他疾病时所用的药物可能会导致青光眼发作，故在接受检查时应向医生说明自己患有青光眼。

青光眼会在家庭中遗传

研究人员检查了青光眼患者的271位兄弟姊妹并且发现，大约12%的人患有青光眼；那些最初筛检结果没有罹患青光眼又再被筛检的人中（159人），7%的人在之后6~8年的追踪研究期间发展成了青光眼，而19%的人被怀疑患有青光眼。

这些数据显示青光眼会在家庭中遗传，而且风险随着年龄增加而增加。

基于这些调查结果，有青光眼患者的兄弟姊妹最好每两年要做一次眼睛检查。

第 6 章

预防保健

远离青光眼，养护很重要

眼病患者饮食的注意事项

　　饮食是维持人体生命最重要的物质基础，饮食对眼病恢复也有一定的影响，眼病患者适当注意饮食宜忌，但不主张绝对忌口。凡眼病患者忌烟、酒、辛、辣、炸、烤等食物，宜食熟软易消化之食品。

　　饮食应注意质量、数量、进食时间和速度等。质量上根据不同体质特点选用不同的饮食，一般而言，阳盛阴虚者，忌食辛辣之品或壮阳之物，以免助热生火或耗液伤津，致眼部出现红肿疼痛等症。风热、实热、阴虚火旺眼病，湿热眼病热重于湿者，忌食烟、酒、葱、蒜、姜、辣椒，少食焦烤油爆之品，以免灼津耗精伤血，助热生火。平时饮食宜偏清淡，尤其是实热眼病，可食带凉性的素菜与水果，如马兰头、冬瓜、梨、香蕉、西瓜等。阳虚阴盛体质者，则少食生冷，以免滞脾碍胃，致生化乏源，目失濡养。脾虚湿泛眼病，忌油腻生冷及不消化食物，一般宜食富含营养，又易于消化的食物。肝虚雀目，则适当增加动物肝脏、牛奶、蛋黄。青光眼患者忌暴饮，应少量多次饮水。糖尿病性眼病，要控制饮食。胞生痰核、增殖性视网膜病变、视网膜动脉硬症，可多吃海带、海蜇皮、紫菜、山楂等。胞睑、湿烂、黑睛生翳等证候的患者，勿食腥味的食物。眼疾缠绵或久病体虚，可用荤补如动物肝类、鱼虾、海味、瘦肉等，但勿食太油、太滋腻之食物。肥胖之人应避食肥甘，以免助湿生痰，而以清淡低脂类为宜。饮食应讲究卫生，进食以八分饱为宜，进食时间要有规律，忌饥饱无常。

眼科手术护理包括哪些内容

同其他手术一样。眼科手术护理也包括术前准备、手术护理、手术后护理。

（1）手术前准备

做好患者手术前的思想工作，消除顾虑及紧张情绪，详细解释手术目的及效果，使患者主动配合，共同完成手术，并向家属说明病情，争取他们的协助。较大的手术，术前应完成局部和全身必要的各项检查。

（2）手术前护理

术前患者每天滴抗生素眼药水 4 次、眼膏每晚 1 次，预防手术感染。术前禁止吸烟，以免刺激气管黏膜，增加分泌物，诱发咳嗽，如有咳嗽应给予止咳剂，并教患者止咳法，如张口呼吸或用舌尖顶向上颚。术前 1 ~ 2 日做好全身清洁，包括理发、洗头、洗澡、剪指甲等。泪囊手术及内眼手术须常规冲洗泪道。手术前训练患者眼球向各方向运动，使患者能配合手术操作者的需要，术后需绝对卧床休息的患者，术前还应训练适应床上生活，如进食，使用大小便器，以免术后引起尿潴留及便秘。眼肌、眼球摘除手术，小儿及全麻患者术前 4 ~ 6 小时禁食、禁水，并在术前当晚和手术前 1 小时给予镇静剂，手术当天早晨测血压、体温、呼吸、脉搏，术前排空大小便，更换衣服，穿对胸结扣的衣服为适宜，避免穿套头衣服，以免术后脱衣时碰伤术眼。长发妇女应编成两条辫子，耳环应脱下，按手术要求备皮及清洁皮肤，术前半小时护送患者入手术室。按手术种类整理床，术后需绝对卧床的患者则更换枕套、床单。全麻及小儿加中单、橡皮单，并准备血压计、吸引器、氧气瓶、开口器、弯盘、吸氧导管、无菌纱布等。

（3）术后护理

术后用手术车送患者回病房，协助患者过床时，嘱患者放松头部，张口呼吸，不要用力，协助过床者一人双手执托头部，另一人协助患者将身体轻移过床，不可震动头部，值班护士应听取手术室护士及麻醉师交班，并嘱患者不要用力挤眼和不要剧烈活动。并根据手术不同种类，交待其他注意事项并使患者安静休息，协助患者日常生活，嘱患者不要用力咳嗽，不要用力大小便等，术后进半流质，以后无特殊者可改普通饮食。一般创口疼痛可用止痛剂，若患者出现头痛，或伴有恶心、呕吐及其他情况，应及时报告手术医生，检查是否感染或眼压增高。内眼手术应加用护眼罩，防止碰及术眼，并注意眼部绷带松紧，有无脱落、移位，伤口有无渗血及渗液，及时汇报并给予处理。

术后保持大小便通畅，对绝对卧床者、术后不习惯床上排尿者，应解除患者思想顾虑和紧张情绪，采取引导法帮助排尿，如按摩、热敷，声音诱导，针刺关元、足三里、三阴交，取侧卧位排尿，尽量避免污染，防止感染。术后便秘对创口不利，如患者用力大便，腹压增高，会导致眼部切口裂开及术眼出血等并发症，应适当用开塞露或中药帮助排便。

🩺 眼科患者服中药汤剂的注意事项

服中药汤剂一般每日1剂，煎2次分2次服，2次服用时间应间隔4～6小时，根据病情需适当增减。如热性、急性病可1日2剂，每2小时服1次。中医认为，病在膈以上者不宜饭后即服，否则食咽方罢，药即入口，食气与药气相搏，蕴积于脾胃，影响疗效。外障眼病多表证，药多发散，宜饭后片刻服用。通腑泻热剂，则应空腹服用，使药力下行较速。里虚眼病，治宜补剂，宜空腹或睡前热服，使药物直达下焦以补虚。服补益剂者忌茶水。眼内出血者服药不能太烫，以免热迫血行，再度出血。青光眼患者服药量一次不可太多，要浓缩或分次服用。眼病视力极差者或绝对卧床休息的患者，要做到送药到手，帮助患者药服下后才能离开，以防漏服。

中医眼科的保健方法

中医眼科的保健方法有眼保健操、眼功、药膳等。

眼保健操是通过按摩推拿眼周围穴位，以达到消除眼疲劳，保护视力的目的。

眼功具有调整肝经气血，疏肝明目之效，可作为眼睛的保健和青少年近视、目赤肿痛等病症的防治功法。

药膳：不但可协调全身，保护视力，起防病保健作用，而且因药膳味美可口，服食方便，易被大众接受，适于家庭普及。制成药茶、药酒、汤、饮、粥、膏、饼、糕、羹剂或菜肴等，长期服食，可增强体质。此外，按不同季节气候，地理环境选择药食，按"冬病夏治"等理论，在眼病将发之时，有计划地选用药膳食疗，可望阻止疾病发生和发展，于无形中见功效。

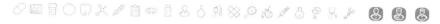

👤 眼病预防应从哪些方面入手

（1）饮食有节，起居有常。可以增强体质，提高机体抵抗力，预防眼病的发生。饮食应注意质量、数量、进食时间和速度等；平日应养成良好的生活习惯，早睡早起，每日保持充足睡眠时间，劳逸结合，脑体结合。

（2）避免外邪，调和七情。避感外邪，须顺应四时，适其寒温，增强体质。情志过激，可致脏腑功能失调，眼病可由此而生，故勿喜怒忧思过度，勿悲哀太甚，而应保持七情和畅，乐观开朗，使百脉通调，脏腑安和，眼病无由而生。已有眼病或眼外伤后，也应注意七情调和，以免加重病情。

（3）讲究卫生，保护视力。加强卫生宣传教育，提高全民卫生意识，是预防和减少疾病的有效措施。青少年应从小养成良好的用眼习惯，如读书姿势端正，距离读物33cm，乘车及卧床时勿看书，照明应适中，阅读1小时左右可闭目休息或远眺片刻。

（4）注意安全，防止外伤。眼外伤可致严重视力障碍，甚至失明。因此，注意安全，防止外伤，也是保护视力的关键性措施。

（5）修身养性，抗老防衰。

（6）定期检查，优生优育。遗传性眼病已给患者及家属的心理造成极大危害，故强调优生优育也是预防眼病的措施之一。避免近亲结婚，重视婚前体检，做好遗传咨询及妇女经期、孕期保健，是保证优生优育的关键。

青光眼只是慢性病，生活护理不须变

青光眼是一种严重的的不可逆性致盲眼病，这是它最可怕的地方。因此不少青光眼患者都会过分忧虑害怕自己会再也看不见，终日就乖乖待在家里睡觉，觉得减少用眼就能挽留逐渐丢失的视力。虽然青光眼所造成的视神经损伤是不可恢复的，但是可以通过治疗来控制盒延缓疾病的发展，使患者在有生之年保留有用的视力。

青光眼是慢性病，大家要学会用喜欢的生活方式与青光眼共存。通过治疗一般能有效控制眼压的波动在安全范围，青光眼患者如果能定期检查监测眼部情况能有效的预防病情的加剧。这个监测过程是终身的，所以青光眼可以被当做如高血压病一样的慢性病。

很多患者觉得患病后很多兴趣爱好都不能再继续。例如很爱打麻将的张大妈自从患了青光眼之后一次麻将都没打过，每次只能偷偷的看街坊邻里打麻将，害怕被子女看到回家后惹来一顿思想教育工作。葛坚教授强调说，适当的看电视、打麻将、喝酒、运动都是可以。在自己的生活习惯上注意用眼卫生，定期复查即可。以下为青光眼患者日常护理中不可忽视的问题：

（1）一次饮水量不要超过 500ml

青光眼患者饮水宜少量多次。青光眼患者对水的负荷能力比正常人弱得多。正常人一口气喝 500ml 水，眼压可能上升 3 ~ 5mmHg，但青光眼患者可能上升 6 ~ 8mmHg，容易引发急性青光眼。而且患者每天的眼压负担会很重，影响药物的治疗效果。因此青光眼患者不能一次大量进水，而是应该分成多次饮用。

（2）青光眼患者慎用止痛药

青光眼患者、高危人群应慎用止痛药。在临床上，常用的止痛药有阿托品、东莨菪碱等。患者在服用这些药物时一定要慎重，因为它们除了能解痉止痛之外，还具有散大瞳孔、使眼内压升高的作用，服用后极有可能诱发或加重青光眼的症状。青光眼患者在就诊时，要主动告诉医生自己曾患有青光眼，以免在用药时引起眼压的升高，诱发青光眼的发作。

（3）晚期青光眼患者坐飞机要警惕

飞机现在已经作为人们生活中重要的出行工具，葛坚教授提醒，晚期青光眼患者乘坐飞机要警惕眼压的升高。飞机在起飞与降落的瞬间可引起眼压的升高，普通人对于这微小的眼压变动影响不大，但是晚期青光眼患者可能会因为突然眼压升高而导致失明，因此晚期青光眼患者搭乘飞机需要多留心眼。

（4）气温、情绪波动易加剧青光眼

情绪变化后，会引起人体血压的波动。有研究表明血压与眼压密切相关，血液收缩压为 100mmHg 的患者眼压约为 8mmHg，但是如果收缩压升高为 140mmHg 的眼压升高了一倍约为 16mmHg，微小的眼压升高容易使青光眼发作。另外，情绪波动很容易影响自主神经调节，导致房角关闭房水排出受抑制而使眼压升高。

（5）青光眼患者不宜常弯腰

青光眼患者不要常弯腰、低头、屏气，因为在低头、弯腰时会腹压增加，引起眼静脉回流障碍及视网膜中央静脉压力增加造成眼压升高。此外还需注意，用力咳嗽、便秘、呕吐的时候也同样引起腹压增高。

青光眼患者应少喝汤

青光眼患者不要摄入过多的液体，包括水、汤、饮料等。因患者摄入过量水分，会使血液稀释，渗透压降低，导致房水增加，引起眼压明显升高。

应禁止喝咖啡、饮浓茶、吸烟、饮酒及吃辛辣等刺激性食物。

青光眼伴有高血压的患者，还应避免食用大量含有高胆固醇和高脂肪的食物。

蜂蜜和甘油对治疗青光眼有明显的效果，因为两者属于高渗剂，服后能使血液渗透压增高，加快眼内水分的吸收，降低眼压，起到缓解症状和治疗作用。

急性青光眼患者可1次口服蜂蜜或甘油100ml；慢性患者，可1日3次，每次50ml。

🧑‍⚕️ 预防继发性青光眼应注意用眼卫生

继发性青光眼的发病比较常见，由于其病因不明，尚无特效的治疗方法，还不能够完全根治，这给患者带来很大的危害。因此，我们应多了解一些继发性青光眼的常识，加强继发性青光眼的预防措施，有效防止继发性青光眼的发生。那么，继发性青光眼该怎样预防？

要想了解继发性青光眼是怎样预防的，首先应了解一些继发性青光眼的常识，便于疾病的预防及治疗。一般情况下，继发性青光眼的起病较急，有典型的雾视、虹视、头痛、甚至恶心呕吐等青光眼症状，症状消失后，视力、视野大多无损害。检查时，可见轻度混合充血，角膜水肿，有少许较粗大的灰白色角膜后沉降物，前房不浅，房角开放，房水有轻度混浊，瞳孔稍大，对光反应存在，眼压可高达 5.32 ～ 7.98kPa，眼底无明显改变，视盘正常，在眼压高时可见有脉搏动。

（1）平时要注意用眼卫生，不要老是拿脏手揉眼睛，要注意个人用眼卫生，保护好自己的眼睛，尽量不要在强光下阅读，不要在暗室停留时间过长，光线必须充足柔和，不要过度用眼。

（2）保持良好的心态，这是预防继发性青光眼的关键所在。青光眼最主要的诱发因素就是长期不良精神刺激，脾气暴躁、抑郁、忧虑、惊恐，因此也要加以预防。

（3）继发性青光眼患者还要注意自己的饮食习惯，合理、健康的饮食对疾病的治疗才会有帮助。另外，患者还可以进行一些体育锻炼，但也不要剧烈运动，避免导致病情的加重。保持睡眠质量，饮食清淡营养丰富，禁烟酒、浓茶、咖啡，适当控制进水量，每天不能超过 1000 ～ 1200ml，一次性饮水不得超过 400ml。

秋冬季节注意预防青光眼

诱发青光眼急性发作的原因很多，如各种原因引起的瞳孔散大、情绪激动、大喜、大怒、大悲、天气因素、暴饮暴食，多食辛辣食物等都会影响神经血管功能而诱发青光眼。天气因素是诱发青光眼的重要原因之一，秋冬季节气温变化较大，突然变冷的天气可诱发青光眼，那么怎样才能有效地预防青光眼呢？

（1）保持良好的睡眠：睡眠不安和失眠，容易引起眼压升高，诱发青光眼，老年人睡前要洗脚、喝牛奶，帮助入睡，必要时服催眠药，尤其是眼压较高的人，更要睡好觉。

（2）少在光线暗的环境中工作或娱乐：在暗室工作的人，每1～2小时要走出暗室或适当开灯照明。情绪易激动的人，要少看电影，看电视时也要在电视机旁开小灯照明。

（3）避免过劳：不管是体力劳动还是脑力劳动，身体过度劳累后都易使眼压波动，所以要注意生活规律，劳逸结合，避免过劳。

（4）常摸自己的眼球、看灯光：青光眼的特点是眼球发硬，看灯光有虹圈，发现后及早治疗。

（5）保持愉快的情绪：生气和着急以及精神受刺激，都容易使眼压升高，引起青光眼，所以平时要保持愉快的情绪，不要生气和着急，更不要为家庭琐事焦虑不安。

（6）不要暴饮暴食：暴饮暴食大吃大喝，都会使眼压升高，诱发青光眼。老年人要"饭吃八分饱，不吸烟，不喝酒，不喝咖啡，不喝浓茶，不吃辛辣及有刺激性的食物"。

（7）多吃蜂蜜及其他利水的食物：蜂蜜属于高渗剂，口服蜂蜜后，血液中的渗透压就会升高，于是把眼内多余的水分吸收到血液中来，从而降低眼压。除此以外，西瓜、冬瓜、红小豆也有利水降压的作用，老年人适当多吃些，对身体大有好处。

（8）坚持体育锻炼：体育锻炼能使血流加快，眼底瘀血减少，房水循环畅通，眼压降低。但不宜做倒立，以免使眼压升高。

（9）防止便秘：便秘的人在大便时，常有眼压增高的现象，要养成定时排便的习惯，并多吃蔬菜、水果。

（10）主动检查：老年人每年要量一次眼压，尤其是高血压患者。发现白内障、虹膜炎也要及早治疗，以免引起继发性青光眼。

青光眼患者过冬应忌温差大

冬季外面寒冷，屋里暖和，青光眼患者在外出时如果突然经历由热到寒的温度变化，很容易诱发急性青光眼。特别是有青光眼的老年人，由于身体调节功能差，温差过大影响了体温调节中枢，再通过自主神经干扰了眼压，造成眼压波动，进而诱发青光眼急性发作。

建议有青光眼的老人外出前最好找个温度的"过渡段"，如可以在楼道里待一会儿，或在门口站一会儿降降温，让身体慢慢适应外界寒冷的环境。

在冬天，一些眼压不稳定、劳累或睡眠不足的患者，最好每两周复查一次眼压，每月复查一次眼底。如果老年人在冬季出现眼胀痛，看灯泡时有时出现彩色圈，就应及时到医院就诊。

有青光眼病史的老年人，注意不要长时间伏案工作，以减少眼部瘀血；生活起居要有规律，少吃刺激性食物，不大量喝浓茶或咖啡，以防眼压升高；保持稳定的情绪，避免精神紧张和过度兴奋；不擅自使用任何有扩大瞳孔作用的药物，以免发生意外。

青光眼患者不宜看 3D 电影

3D 特技运用"双眼分视"原理打造的超强立体感，使观众注意力高度集中，眼睛的聚焦也不断变化，长时间观看，会造成眼睛高度疲劳。对于青光眼高危人群来说，这样的视觉刺激很危险，容易引起瞳孔放大、眼压升高，导致急性青光眼发作。

哪些人不宜观看 3D 电影呢？青光眼或有患青光眼危险的、严重干眼症、有红眼病等传染性眼病者、双眼立体视觉功能差以及 3 岁以内的孩子均不宜观看。另外，远视眼、花眼患者也不适合观看。

此外，观影位置的选择也很重要。最好选择坐后排，这样画面的立体感会降低，对眼睛的刺激也会减少，在观影的同时，应有意识地多眨眼，对于缓解视疲劳也有帮助。

当年 3D 大片《阿凡达》风靡全球的时候，国内一些媒体曾有过"看 3D 电影会导致青光眼"的报道。对此，专家解释，不论普通电影还是 3D 电影，都是在暗光线环境下播放，如果经常去看夜场电影，患病风险会加大。

闭角型青光眼禁用散瞳药

生活实例：76 岁的韦大爷为查明视力下降的原因，到医院就诊，由于他瞳孔较小，于是，一名刚毕业的实习医生给他眼部滴用了 1% 阿托品滴眼液，并做了眼底检查。当天晚上，他感觉眼痛、头痛，并有恶心、呕吐等症状。去医院检查后，被医生诊断为急性闭角型青光眼急性发作期，立即住院，控制眼压后，韦大爷接受了抗青光眼手术。

解析：阿托品散大瞳孔的作用较强，可维持两周左右，目前尚无其他药物可对抗其作用。但是，其在散大瞳孔的同时还可引起眼内一些结构的变化，促使眼压升高，导致青光眼发作。因此，在选用阿托品之前，医生大多会了解患者有无青光眼家族史及青光眼病史，检查眼部有无可能发生青光眼的结构因素，并测量眼压后再滴用。

建议：①闭角型青光眼患者禁用后马托品和托吡卡胺等散瞳药。②40岁以上成人散瞳检查时，应先测量眼压，排除青光眼后才可进行。③青少年首次使用托吡卡胺眼液前，应经眼科检查并定期观察，必要时应测量眼压。④不要将阿托品眼液和眼膏与其他眼药水摆放在一起，以免误用，更不可随意转送他人使用。

激素性青光眼患者须慎用皮质类固醇眼液

生活实例：两个月前，刘先生右眼反复出现眼红、痛等不适症状，被诊断为浅层巩膜炎，遵医嘱，他一直滴用典必舒眼液。近日，他去医院测量眼压，发现眼压值已高达30mmHg（正常值为10～21mmHg），被医生诊断为激素性青光眼。医生建议他停用典必舒眼液，随访观察，刘先生的眼压逐渐下降，恢复至正常水平。

解析：激素性青光眼（又称皮质类固醇性青光眼）属于药物引

起的一种开角型青光眼，其表现与散瞳药引起的青光眼不同，鲜有自觉症状，若不及时发现，拖延时间过长，有可能引起难以逆转的视神经乳头损害、视野缺损等。因此，及早发现很重要。

一般来说，有开角型青光眼家族史及糖尿病患者使用皮质类固醇眼液后，发生高眼压者较多。因此，这些人要高度警惕本病。

建议：①定期眼科随访眼压，如有眼压升高又不能停用者，可经眼科检查后考虑同时选用抗青光眼眼液。②应用其他药物有效者，应尽量避免使用皮质类固醇眼液，如慢性结膜炎可选用色甘酸钠眼液。

青光眼患者禁用胃肠道解痉药

生活实例：50岁的黄先生因腹痛去医院就诊，医生诊断为胆囊炎引起的腹痛，给他肌内注射了消旋山莨菪碱，腹痛缓解。可1周后，黄先生感觉有眼部胀痛，经眼科会诊检查眼压明显升高，诊断为闭角型青光眼，后转至眼科治疗并做了抗青光眼手术。

解析：这也是药物诱发青光眼发作的典型例子。消旋山莨菪碱和阿托品一样，是胃肠道解痉药，对胃肠道有很好的止痛作用。但是其副作用则是会诱发青光眼发作。这类药物包括颠茄、山莨菪碱、奥替溴铵、溴丙胺太林等。因此，有青光眼家族史或青光眼病史

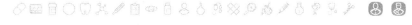

者应及时主动向医生说明，以免误用，损害健康。

建议：①患者在使用胃肠道解痉药时，应仔细阅读药品说明书。通常，在这些药物说明书中大都标明：青光眼患者禁用。②在静脉补液时，要注意速度不宜过快，以免促使青光眼发作。

摸黑刷微博视力哗哗降

临睡前再发条微博，顺便看看微博更新的信息，是许多"微博控"每天必做的"功课"。但长期在光线不好的情况下玩电脑、刷微博，会导致视力下降、散光加深。

晚上总是躺着摸黑玩手机、刷微博，由于电子屏幕光源强于自然光，眼睛的肌肉会特别紧张。这样很容易眼疲劳，导致近视、近视加重或其他眼部疾病，如干眼症。虽然这样不会直接导致散光，但会使散光加深。

夜间阅读时，如果不能开灯最好就不要看。另外，看书、刷微博或看电视时，无论是平躺还是侧身躺，都会伤害到眼睛。长时间盯着屏幕的人群，每半小时就要休息 5 ~ 10 分钟。

40 岁以上人群应定期检查

　　很多人都认为青光眼是老年人疾病，其实不然，任何年龄段的人都可能发生青光眼。多数人在 35 岁左右就应该进行一次全面的青光眼检查，40 岁时再进行一次检查，40 岁以后应定期检查。高危人群包括 50 岁以上、有青光眼家族史（家族中有青光眼患者）、高度近视者（度数大于 600 度）、夜间低血压、硬化性及缺血性血管病变、视网膜中央静脉阻塞者，要定期进行青光眼筛查。如果患者属于青光眼的高危人群，一旦发现眼痛、眼胀，视力急性下降，不明原因的偏头痛，并伴随恶心、呕吐以及虹视（即在灯光外看到一个彩虹样的光环）等症状，就要怀疑青光眼的可能，并及时前往医院进行专业的眼科检查。如果有青光眼家族史、高眼压、高度近视、糖尿病、眼外伤史、长期使用类固醇激素等青光眼高危因素的人群，35 岁后应每一至两年检查一次。